L'ALCOOLOMANIE

CORBEIL. — IMPRIMERIE ÉD. CRÉTÉ.

L'ALCOOLOMANIE

(INTOXICATION ALCOOLIQUE LATENTE)

SON TRAITEMENT
PAR LE SÉRUM ANTIÉTHYLIQUE

PAR

Le Dr SAPELIER

EX-CHEF DE CLINIQUE MÉDICALE DE LA FACULTÉ
MÉDECIN DE LA MAISON DÉPARTEMENTALE DE NANTERRE

ET

Le Dr DROMARD

EX-INTERNE DE LA MAISON DÉPARTEMENTALE DE NANTERRE
INTERNE DES ASILES D'ALIÉNÉS DE LA SEINE

PARIS
OCTAVE DOIN, ÉDITEUR
8, PLACE DE L'ODÉON, 8

—

1903

PRÉFACE

En mars 1899, M. Broca-Soucellier me
communiquait la relation de la tentative
faite par d'Evelyn, de San-Francisco ; il
me proposait, en même temps, de reprendre
avec lui cette tentative et de chercher un
sérum contre l'alcoolisme.

Quelque bizarre que semble une hypothèse, quelque invraisemblable que paraisse
un fait, il est toujours intéressant d'en faire
la vérification. C'est dans cet état d'esprit
que j'acceptai une collaboration dans laquelle M. Broca-Soucellier se chargeait
d'apporter toute la part matérielle nécessaire aux expérimentations et d'assumer le
soin et la responsabilité des manipulations,
tandis qu'il me demandait d'indiquer la

a

marche à suivre, de régler les expériences à faire et les essais à tenter, d'assumer de toutes façons et à tous les points de vue la direction et la responsabilité scientifiques.

Je me refusais à renouveler la tentative de d'Evelyn, telle du moins qu'elle était venue à ma connaissance, parce que je ne lui trouvais pas une tournure suffisamment scientifique et je pensais que la seule voie à suivre était une méthode, sinon identique, du moins, analogue à celle de l'Institut Pasteur pour la préparation des sérums antitoxiques.

D'autre part, l'anatomie pathologique démontrant qu'il ne fallait pas songer à faire rétrocéder à l'aide d'un sérum, si actif pût-il être, les lésions organiques de l'alcoolisme chronique, j'établissais *a priori* que la question devait être circonscrite de la façon suivante :

1° Il ne faut pas, aussi bien chez l'animal producteur de sérum que chez l'homme intoxiqué ou chez l'animal en expérience, que l'intoxication à combattre soit arrivée au point d'avoir développé des lésions organiques.

2° S'il est vrai qu'il se développe une substance antitoxique dans le sang d'un animal soumis progressivement au toxique-alcool, cette substance peut-elle être utilisée chez un autre animal soumis à la même intoxication et l'aidera-t-elle à lutter contre cette intoxication ?

3° La mise à exécution des expériences me parut devoir consister à chercher si, oui ou non, le sérum d'un animal quotidiennement et modérément alcoolisé *de bon gré* injecté à un autre animal placé dans des conditions analogues d'intoxication alcoolique ou à un homme s'alcoolisant chaque jour et soi-disant modérément, pouvait éveiller, chez cet homme ou chez l'animal intoxiqué d'une façon analogue à cet homme, la défense instinctive qui existe chez l'homme et chez l'animal vierges d'alcool.

4° Il me parut indispensable d'établir un type préclinique bien distinct de l'alcoolisme chronique et de la dipsomanie pour mettre en valeur ces buveurs qui, comme les fumeurs, comme les morphinomanes, en sont encore, de leur intoxication, à cette période uniquement caractérisée par l'accoutumance et le besoin. L'alcoolomanie me parut indispensable à établir.

Les expériences sur les animaux, entreprises avec le plus grand scepticisme en mars 1899, furent exécutées suivant la méthode et le plan que j'avais indiqués ; elles étaient terminées au début d'août suivant. Les résultats fournis par ces expériences permettaient de tenter l'application à l'homme Le Dr Thébault entra alors dans la collaboration pour étendre le champ d'expériences sur l'homme et recueillir des observations.

Pour remplir la seconde partie de mon

rôle scientifique, je rédigeai seul, dans le courant de décembre suivant, un premier mémoire intitulé : *De l'intoxication alcoolique latente (alcoolomanie); recherches expérimentales sur le sérum d'animaux alcoolisés (antiéthyline) ; essais cliniques.* Ce mémoire fut déposé par moi, le 26 décembre 1899, sur le bureau de l'Académie de Médecine au nom de MM. Broca-Soucellier, Sapelier et Thébault. En voici les conclusions telles que j'eus l'honneur de les lire à la tribune de l'Académie :

« Dans l'intoxication chronique par l'alcool, il y a une période latente pendant laquelle, avant de produire les lésions de l'alcoolisme chronique, l'alcool agit uniquement à titre de poison du système nerveux.

« Pendant cette période, l'alcool, comme les autres poisons du système nerveux, ne manifeste son action que par deux signes : l'accoutumance et le besoin.

« Ainsi constituée, l'intoxication alcoolique se calque sur l'intoxication morphinique ; du fait de ce rapprochement avec la morphino-manie, nous proposons d'appeler alcoolo-manie, cette période latente de l'intoxication alcoolique chronique.

« Un certain nombre d'expérimentateurs, Roux, Borel, Beredska, Fubini, Gioffredi, Arnozan, ont trouvé que, comme les poisons microbiens, certains poisons non microbiens, d'origine animale, végétale ou minérale, surtout ceux auxquels l'organisme s'accoutume facilement, développent dans le sang des substances antitoxiques ou sti-mulines de Metchnikoff, lesquelles stimu-lines, injectées avec le sérum dans un autre organisme, le mettent en état de plus grande résistance à l'égard des poisons corres-pondants.

« L'analogie entre l'action de l'alcool et celle de la morphine sur le système nerveux d'une part, les expériences faites avec les poisons non microbiens d'autre part, nous ont poussé à faire avec l'alcool les expériences faites par d'autres avec la morphine.

« Nous avons produit, chez le cheval, l'accoutumance à l'alcool absorbé de bon gré par la voie buccale.

« Son sang a fourni un sérum qui, injecté à des animaux ayant pris préalablement l'habitude et même le goût de l'alcool, a produit chez ces animaux un dégoût tel de l'alcool, qu'ils ont préféré s'abstenir de boisson ou de nourriture plutôt que de continuer d'absorber de l'alcool.

« Nous proposons d'appeler antiéthyline la substance inconnue et non définie contenue dans le sérum recueilli dans ces conditions.

« Il nous a été impossible de provoquer, chez les animaux, aucun accident local, général ou toxique, par l'injection sous-cutanée, même à des doses excessives, de ce sérum.

« Les essais cliniques faits chez des buveurs ou alcoolomanes ont confirmé les résultats expérimentaux obtenus sur les animaux.

« L'alcoolomane, traité par l'antiéthyline, perd le goût de l'alcool, des boissons fortement alcoolisées, comme l'absinthe, l'eau-de-vie, le rhum ; il peut même en avoir le dégoût et en perdre l'accoutumance. Il ne perd pas le goût du vin ; il retrouve l'appétit, les forces.

« L'action de l'antiéthyline semble bornée à la période latente de l'intoxication alcoolique chronique que nous avons appelée alcoolomanie ; jusqu'à présent elle s'est montrée impuissante à faire rétrocéder les altérations organiques dues à l'action de l'alcool ».

A la suite de cette communication qui fit un certain bruit, non seulement dans la presse scientifique, mais aussi dans la presse en général, les sujets d'expérimentation abondèrent ; les uns venaient d'eux-mêmes, d'autres venaient contraints et forcés par leur entourage désireux de les arrêter sur la pente fatale ; d'autres étaient amenés sous de tout autres prétextes que leur alcoolisation ; les uns et les autres appartenaient à toutes les classes de la société, à tous les degrés, à toutes les variétés et catégories de victimes et de pseudo-victimes de l'alcool.

Dans ce nombre, il fallut faire un triage de prudence pour ne pas injecter des diabétiques, des paralytiques généraux, des brightiques, des cirrhotiques atrophiques ou hyperthrophiques arrivés presque à la cachexie. A écouter non seulement les familles mais aussi les médecins, il eût fallu mettre en traitement les victimes de l'alcool les plus prêtes à passer dans l'autre monde. Malgré ce triage préliminaire de prudence, j'ai, presque toujours en connaissance de cause, injecté un certain nombre de sujets atteints de tares diverses. En se

multipliant, les observations favorables ou
défavorables n'ont fait que justifier mes
idées : 1° sur l'alcoolomanie; 2° sur la nécessité de produire, chez l'animal devant fournir le sérum, un état analogue à l'alcoolomanie; 3° sur le mode d'action du sérum
chez les alcoolomanes; 4° sur la nécessité
de limiter l'application du sérum aux seuls
alcoolomanes; 5° sur les contre-indications
absolues à cette application chez tout sujet
présentant des altérations qui mettent l'économie dans un état d'infériorité physiologique suffisant pour qu'elle ne puisse réagir
sous l'action du sérum.

En même temps que je recueillais les
observations aussi bien des cas défavorables
que des cas favorables, je cherchais à com-
pléter les données expérimentales et théoriques qu'il était possible d'invoquer pour
expliquer les faits constatés et défendre les
idées émises dans le premier rapport.

C'est avec ces éléments que je rédigeai

seul, en mai 1900, un second mémoire intitulé : *Étude historique, théorique et clinique sur le sérum antialcoolique (antiéthyline)*. Dans ce mémoire, après avoir reconnu que c'est à Toulouse qu'appartient la priorité de la recherche d'un sérum antialcoolique et la comparaison de l'alcoolisme avec les maladies infectieuses, j'ai proposé la théorie d'Ehrlich comme explication du mode de production et du mécanisme d'action de l'antitoxine alcoolique ; puis, à l'appui du fait expérimental, j'ai présenté 57 observations, dont 37 personnelles et 20 recueillies par M. Thébault ; ces 57 observations ont donné 75 p. 100 de succès physiologiques (guérisons et améliorations), 25 p. 100 d'échecs, tous expliqués par des tares s'opposant à l'action du sérum. De l'étude de ces observations, j'ai cru pouvoir tirer les conclusions suivantes : l'action du sérum ne peut pas être attribuée à l'imagination, ni à la suggestion ; elle est unique-

ment physiologique. L'absence de tares de
toute nature et la liberté absolue du sujet
sont deux conditions essentielles de l'application du sérum.

Comme je l'avais fait pour le premier,
je déposais le second mémoire sur le bureau
de l'Académie de Médecine, le 22 mai 1900,
au nom de MM. Broca-Soucellier, Sapelier
et Thébault.

Depuis lors, je n'ai pas cru pouvoir suivre
mes collaborateurs sur le terrain où ils
voulaient m'entraîner; j'ai tenu à me can-
tonner dans le domaine exclusivement scientifique. J'avais établi le type de l'alcoolisé
non alcoolique : l'alcoolomanie et les alcoolomanes; j'avais établi les règles de la sérothérapie de cette forme spéciale, mais très
répandue, d'intoxication par l'alcool; j'avais
établi les règles de l'intoxication correspondant à cette forme clinique et qu'il y a lieu
de provoquer chez l'animal devant fournir
le sérum. Ces données et ces acquisitions me

parurent valoir la peine d'être revendiquées, soutenues et défendues comme ma propriété scientifique personnelle. C'est à les vérifier et à les contrôler à nouveau, que je m'employais, lorsque M. Dromard, devenu mon Interne à la Maison Départementale, me demanda de faire sa thèse sur ce sujet (1). L'ardeur avec laquelle il se fit le champion officiel de mes idées, m'a engagé à lui demander sa collaboration. J'espère que de notre effort commun résultera : 1° pour l'alcoolomanie, le droit de prendre place dans le tableau clinique de l'intoxication alcoolique, 2° pour le sérum antiéthylique, le droit de cité dans l'arsenal thérapeutique.

SAPELIER.

(1) Les alcoolisés non alcooliques ; étude psycho-physiologique et thérapeutique sur l'intoxication alcoolique latente : alcoolomanie (Thèse de Paris, 1902).

L'ALCOOLOMANIE

CHAPITRE PREMIER

L'ALCOOL, POISON GÉNÉRAL, A UNE ACTION PRI-
MORDIALE ÉLECTIVE SUR LE SYSTÈME NER-
VEUX. — L'ALCOOL EST UN POISON EUPHORIQUE.
— LE DÉGOUT DE L'ALCOOL EST INSTINCTIF
MAIS L'ÉDUCATION-PERVERSION CRÉE L'ACCOU-
TUMANCE ET LE BESOIN DE L'ALCOOL.

Si banale que paraisse, au premier abord,
une classification des agents toxiques basée
sur leurs effets physiologiques, il faut cependant reconnaître qu'il est absolument arbitraire de diviser les modificateurs de l'économie suivant les appareils de notre organisme.

Chacun de ces appareils représente un groupe
d'organes ou de tissus dont l'ensemble accomplit une fonction déterminée ; mais, entre les

organes ou les tissus d'appareils voisins, il existe une telle solidarité, il se fait une telle communion d'efforts pour l'œuvre harmonique de la vie, qu'aucun d'eux ne peut souffrir à l'exclusion de tous les autres.

Par suite, il n'est, à vrai dire, aucun poison qui ne soit pas un poison général et s'il en est un entre tous qui mérite d'être considéré comme poison général, c'est, à coup sûr, l'alcool.

On peut établir, en effet, comme donnée première d'une étude physiologico-pathologique de l'alcool, qu'il est un agent puissant de déshydratation.

Or, le protoplasma des êtres vivants, sous quelque forme qu'il se présente, ne peut fonctionner sans une certaine proportion d'eau.

C'est dire que l'influence nocive du poison-alcool étendra son œuvre néfaste sur tous les éléments de l'organisme. Mais, si toutes les cellules sont appelées à souffrir de l'alcool, toutes ne souffriront pas à la fois.

La nutrition d'un tissu étant en rapport avec son importance fonctionnelle, ce sont les

tissus à nutrition rapide, tel le système nerveux, qui seront frappés tout d'abord par le
contact d'un corps exosmotique et déshydratant.
En d'autres termes, ce sont les appareils occu-
pant le premier rang dans la hiérarchie
organique, qui seront entravés les premiers
dans leur fonctionnement. *C'est à ce titre de
corps exosmotique et déshydratant que l'alcool
est foncièrement et primitivement un poison du
système nerveux.*

Certains auteurs ne semblent pourtant pas
envisager les centres nerveux comme le lieu
de moindre résistance quasi-obligatoire, par
où commencent et où dominent les ravages de
l'alcool. C'est qu'ils ne tiennent pas suffisamment compte de la pathogénie des accidents et
qu'ils groupent sous le titre général d'alcoolisme des états très divers et d'une genèse fort
hétérogène.

Il est bien certain, en effet, que les altérations
causées par l'alcool en dehors du système
nerveux sembleraient plus restreintes et plus
accessoires, si l'on ne chargeait pas cette
substance de toutes les responsabilités qu'elle

endossé pour les boissons dites alcooliques et dans lesquelles l'alcool n'est qu'un élément de second plan.

Le docteur Lancereaux a démontré, de la façon la plus explicite, que les phénomènes propres à l'intoxication par l'alcool ont pour siège essentiel l'appareil nerveux, contrairement à ceux qui résultent de l'abus du vin dont le siège principal est l'appareil digestif.

Tout dernièrement, au cours de la discussion sur la prohibition des essences, le professeur Raymond (1), en faisant à l'Académie de Médecine la déclaration suivante, a apporté une preuve quasi-expérimentale de l'action élective de l'alcool sur le système nerveux :

« Dans l'année 1902 il est venu 2000 malades à la consultation externe de la Salpêtrière, à proportions sensiblement égales d'hommes et de femmes. Dans ce chiffre, 70 p. 100 sont alcooliques; les femmes ne le cédant que peu aux hommes.

« Quant aux formes cliniques, nous avons constaté que les névrites périphériques étaient

(1) Académie de Médecine, séance du 3 février 1903.

d'origine absinthique; jamais elles n'ont été observées chez les individus qui ne consomment que du vin. Chez les femmes nous avons trouvé l'abus de l'eau de mélisse, des vins médicamenteux, du punch, etc...

« Chez les tabétiques, nous avons vu l'alcoolisme toujours ajouté à la syphilis et il en est de même pour la paralysie générale.

« L'épilepsie qui débute chez l'adulte est toujours d'origine alcoolique. J'en ai vu un cas typique chez une femme qui avait pris de l'absinthe pour se faire avorter. »

Peu nous importe que l'on admette ou non que l'alcool soit un modificateur du tissu conjonctif, que l'on admette ou non qu'il doive agir à un moment donné comme poison sclérogène ou lipogène sur les différents organes; peu nous importe que son action soit, dans certains cas, renforcée par des essences; rien de tout cela ne saurait empêcher de reconnaître que l'action primordiale et élective de l'alcool s'adresse au système nerveux. Cependant, comme le professeur Richet, (1) « nous ne vou-

(1) Richet, in *Les poisons de l'intelligence.*

lons pas dire de l'alcool, qu'il agit uniquement sur les centres nerveux sans porter son action sur les autres organes. Nous entendons seulement qu'il porte primitivement son action sur l'intelligence et, si plus tard les autres fonctions sont troublées, cela ne change en rien la propriété qu'il a eu d'altérer dès le commencement les facultés psychiques. Ce n'est donc pas une action exclusive, c'est seulement une action prédominante, car, pour les faits physiologiques, il n'y a pas de classification absolue et toute démarcation rigoureuse est nécessairement arbitraire et entachée d'erreur ».

*
* *

Tout organisme soumis à l'action graduelle et prolongée de certains poisons, subit à la longue des modifications plus ou moins profondes, en vertu desquelles il devient capable de soutenir des attaques qui, primitivement, lui eussent été fatales : tel est le principe de l'accoutumance, qu'on a souvent désignée sous le nom de *mithridatisme*, en faisant allusion à la légende du roi de Pont.

Cette accoutumance, on peut la vérifier dans toute la série des êtres vivants. Les expériences de Neal et Davenport sur l'accroissement de la résistance des infusoires à la quinine et au sublimé, celles de Czerny sur l'acclimatement de l'amibe aux solutions salines, celles de Bucholtz et Kosstakoff relativement aux bactéries, montrent avec la plus grande évidence que les phénomènes d'assuétude ne sont pas la prérogative exclusive des organismes complexes.

Par contre, il faut reconnaitre que, si l'accoutumance s'observe à tous les degrés de la série des êtres vivants, elle présente, suivant les poisons, suivant leur nature et suivant leur localisation d'action primordiale et élective, les différences les plus considérables. Il y a un grand nombre de poisons pour lesquels l'accoutumance ne peut être établie et qu'on ne peut administrer d'une façon prolongée sans donner lieu à des manifestations toxiques parce que leur action physiologique, au lieu de s'atténuer par l'habitude, se renforce par l'adjonction de nouvelles doses.

Si on considère l'origine minérale ou organique des poisons, on constate bien avec Rossbach que l'accoutumance ne s'adresse que très rarement à des *poisons minéraux* et s'applique dans l'immense majorité des cas à des *poisons organiques*, mais, dans les deux cas, les exceptions sont nombreuses.

L'action des *poisons minéraux* se renforce presque toujours par l'adjonction de nouvelles doses ; c'est ainsi qu'en injectant tous les jours sous la peau d'un lapin une faible quantité d'huile phosphorée, l'animal ne tarde pas à succomber, alors que chaque dose isolée reste bien inférieure à la dose mortelle. Mais, d'autre part, on sait qu'en administrant l'arsenic à doses minimes tout d'abord pour élever ensuite ces doses d'une façon graduelle et prolongée, on arrive à en faire accepter des quantités relativement énormes qui eussent été mortelles au début. Les arsenicophages de Styrie et du Tyrol commencent par manger quelques centigrammes d'acide arsénieux et arrivent à ingérer des doses dix fois plus considérables sans aucun trouble apparent.

L'action des *poisons organiques* tend, bien souvent, à s'atténuer par la répétition. Le tabac et l'opium, après avoir révolté la susceptibilité de l'organisme, ne produisent plus aucun trouble, si bien qu'on arrive à en absorber des doses journalières qui, administrées à un novice, ne seraient pas exemptes de danger. Les recherches d'Anrep sur l'accoutumance des chiens à l'atropine, les travaux d'Ehrlich sur l'acclimatement à l'abrine et à la ricine, les études de Phisalix et Bertrand sur les venins, parlent dans le même sens. Cependant, là encore, les exceptions ne manquent pas. Parmi les poisons organiques, quelques-uns, comme la digitale, se refusent à l'accoutumance. D'autres n'autorisent qu'une accoutumance partielle : c'est ainsi que l'atropine à doses répétées, alors qu'elle n'a plus d'action sur l'estomac, agit encore sur la pupille. D'autres enfin se comportent différemment suivant l'espèce animale : l'accoutumance à la nicotine que Traube a mise en évidence chez les batraciens, Roger n'a pu la produire chez les lapins et les cobayes.

Si on envisage les poisons suivant la locali-

*sation de leur action primordiale et élective,
on constate que ceux auxquels l'organisme
s'accoutume sont principalement ceux qui
jouissent d'une action élective sur le système
nerveux.* Au point de vue clinique, ces agents
peuvent être divisés en deux groupes.

Les uns, tels que les analgésiques antither-
miques, les iodures et les bromures, les va-
lérianates, le borate de soude, l'arsenic,
n'entraînent qu'une simple tolérance physiologique en vertu de laquelle, tantôt leur
action s'émousse par l'habitude et leur vertu
devient inefficace, tantôt, après une initiation quelque peu difficile, ils finissent par
être parfaitement tolérés à des doses de beaucoup supérieures à celles du début; ils laissent
leur pleine indépendance aux centres psychiques qui conservent leur droit de contrôle,
leur titre d'appréciateurs et de juges; ils ne
deviennent jamais l'objet d'une passion irrésistible et leur suppression a lieu sans qu'il en
résulte aucun symptôme fâcheux ou même
pénible.

Le second groupe est formé par les *poisons*

de l'intelligence : l'alcool, l'éther, le haschich, le kawa, l'opium et la morphine, le tabac, la cocaïne, le chloral, le chloroforme; leur action est sensiblement analogue; ils ont pour caractéristique de stimuler énergiquement les centres nerveux psychiques, en leur procurant un sentiment illusoire tout spécial de bien-être, ce qui est tout un. Quel peut être, en effet, le substratum d'un sentiment de jouissance intime prenant naissance au plus profond de nos tissus, si ce n'est une surexcitation de l'énergie dans certains territoires nerveux? Et qu'est-ce que le bonheur, après tout, comme réaction physiologique appréciable et tangible, sinon une exaltation de la vie?

Ce sentiment de stimulation ou de bien-être, en faisant du « moi » un appréciateur et un juge partial et intéressé, prive les centres psychiques de leur droit de légitime contrôle; en rendant le poison de plus en plus désirable, il ajoute à la simple tolérance physiologique de tout à l'heure un élément psychique invincible et inéluctable, qui non seulement accepte, mais réclame et réclame ardemment.

Le poison, avant de détruire, surexcite et c'est cette surexcitation que l'homme recherche avec ardeur. Cette recherche devient une habitude qui s'impose avec une telle force, que rien ne peut plus la combattre.

Cet état si particulier, qui donne à l'accoutumance l'appui d'une force nouvelle, constitue *l'euphorie*.

Quelque variés soient-ils dans leurs manifestations propres, les *poisons euphoriques* présentent un ensemble de caractères communs: ils ont un « air de famille ».

Mal agréés tout d'abord, ils ne manquent pas de soulever les protestations de l'organisme, lorsqu'ils se présentent pour la première fois. Puis « l'appétit vient en mangeant ». L'économie prend goût, trouve un plaisir croissant à son initiation. Après avoir subi, elle accepte. Mais, dès l'instant qu'elle consent à vivre avec son ennemi, elle en devient éperdument amoureuse. Outrageusement trompée, elle se laissera léser jusque dans ses plus chers intérêts, plutôt que de souffrir une rupture; et, comme à ce jeu, elle perdra tous les jours de nouvelles richesses, — admirable perfidie! — le tyran se faisant usurier, lui servira ses moyens de subsistance, jusqu'au moment où, incapable de soutenir plus longtemps la feinte et levant le masque d'hypocrisie, il abandonnera sa dupe à l'inévitable faillite, à la plus désastreuse des banqueroutes.

Ainsi, la substance toxique représente-t-elle, à un moment donné, pour l'intoxiqué, une sorte d'aliment dont il ne peut plus se passer, à cette différence près qu'il pourrait à la rigueur se priver de nourriture pour un temps, parce que l'organisme a fait ses réserves, tandis que le poison ayant épuisé rapidement son action, doit être aussitôt remplacé.

Tel est le trait caractéristique de ces substances *euphoriques* dont les funestes effets précèdent de longue date la désorganisation irrémédiable de l'économie, la destruction définitive de l'organisme.

L'alcool est bien à côté de la morphine le type des poisons euphoriques.

Dans un premier paragraphe, nous nous sommes attachés à montrer que l'action primor diale et élective de l'alcool porte sur le *système nerveux.*

Dans un second paragraphe, nous avons établi que l'alcool fait partie de ce groupe de poisons dont l'action primordiale et élective porte sur le système nerveux et qui ont pour caractéristique ces phénomènes si singuliers d'accoutumance dont le caractère spécial émane de l'*euphorie*.

Nous allons montrer comment et pourquoi s'établit l'accoutumance de l'organisme au poison-alcool.

*
* *

« Le dégoût de l'alcool est instinctif chez l'homme... L'enfant à qui l'on commet le crime de faire boire de l'alcool et même du vin, l'accueille avec une horrible grimace : ce n'est que par la répétition de cet acte stupide que l'on est censé faire l'éducation de son goût, et cette éducation du goût n'en est en réalité que la perversion... Par la seule abstention des spiritueux, on redevient un instinctif à ce point de vue, et les abstinents de longue date, ceux qui ont perdu la mémoire de l'alcool, y répugnent comme l'enfant. » (Legrain.)

S'il est vrai que le dégoût de l'alcool est une manifestation instinctive de notre nature première, il serait singulièrement inexact d'envisager ce dégoût comme un simple caprice émanant d'une disposition psychique arbitraire.

Nous ne sommes plus à l'époque où psychologues et physiologistes se refusaient dans leurs recherches un mutuel secours et nous devons reconnaître qu'on ne peut étudier l'homme en le dichotomisant. Si la science est analyse, la réalité est synthèse et il est impossible d'envisager l'esprit sans tenir compte de la matière ou inversement. Qu'à l'instar des spiritualistes, nous nous représentions l'être humain comme « un esprit servi par des organes », ou qu'avec les matérialistes, nous considérions les phénomènes de la pensée, de la perception et de la volonté comme autant de fonctions de la matière, la solidarité s'impose entre les deux parties apparentes de nous-mêmes, car ces deux parties n'en font qu'une

dans toutes les manifestations de notre existence, dans tous les modes suivant lesquels se
révèle la vie.

Au cas particulier, si nous voulons bien
observer que le « dégoût instinctif » se présente
comme un des principaux facteurs de la conservation de l'individu, nous serons amenés à
chercher l'origine de cette révélation en
apparence toute cérébrale, dans les manifestations mêmes de la vie organique.

On peut dire qu'en principe, nous avons du
goût pour ce qui est propre au maintien de
notre vie; nous éprouvons au contraire de la
répulsion pour ce qui est nuisible à la conservation intégrale de nos fonctions.

C'est que le goût et la répulsion, phénomènes
d'ordre exclusivement psychique en eux-
mêmes, ont pourtant leurs racines dans les
manifestations physiologiques dont nos organes des sens deviennent naturellement l'objet,
dès qu'ils se trouvent impressionnés par les
agents extérieurs. Or, indépendamment des
« sensations de luxe » que nous fournit notre
système de relation, une des plus hautes

fonctions qui lui soient dévolues au point de vue biologique, consiste dans un éveil de tous les instants, dans une constante sollicitude à nous prévenir du danger, dans une œuvre de « mise en garde » qu'assurent de multiples réflexes, et dont le retentissement jusqu'aux centres de conscience, se traduit par autant d'impressions désagréables ayant pour résultat un sentiment de dégoût.

Derrière cette première ligne de défense, un autre rempart s'édifie : si, vedettes négligentes ou distraites, nos sens n'ont point crié l'alarme aux centres supérieurs, si les barrières ont été franchies qui mettaient à couvert les organes de la vie végétative, ces organes désormais en danger demandent et reçoivent, sans discussion et par la voie réflexe des centres inférieurs et automatiques, le pouvoir de se faire justice eux-mêmes, en protestant par des actes d'intolérance dont la conséquence est une élimination plus hâtive de l'oppresseur.

Ces considérations ne sont pas une simple vue de l'esprit, car l'observation montre que tout organisme sain mis en présence d'un toxique, cherche à réagir spontanément contre l'obligation d'absorber une substance dont l'admission est incompatible avec l'intégrité de ses cellules.

Si l'on soumet à l'épreuve de l'alcool un sujet vierge de cette substance, il se défendra par une série d'actes réflexes, auxquels la susceptibilité du goût et de l'odorat, l'irritabilité de la muqueuse pharyngée et l'excitabilité de la paroi stomacale, prendront une part variable selon les cas. A l'approche du poison-alcool, son odorat impressionné de la façon la plus désagréable, proteste d'abord par un éternument. Le porte-t-il à la bouche, son goût se révolte, sa langue est le siège d'une horrible cuisson, ses yeux larmoient ; un réflexe le fait cracher. Une tentative de déglutition provoque la toux pharyngée qui s'oppose à toute ingestion. Si la déglutition s'est accomplie néanmoins, le vomissement vient à son tour délivrer l'estomac. Enfin, si la ligne des sentinelles a été franchie, si malgré tout, l'alcool a été ingéré, conservé et absorbé par les tissus, il faudra s'attendre, en l'absence de toute assuétude, à des accidents dont la gravité surprendrait singulièrement ceux qui n'ont plus leur virginité et qu'un usage journalier a rendus braves à l'alcool.

Ainsi les centres nerveux de la vie végétative, comme ceux de la vie de relation, possèdent contre l'alcool un système naturel de défense à manifestations multiples : la mise en action de ce système de défense aboutit au phénomène tangible de *l'intolérance*, en éveillant d'autre part le phénomène subjectif du *dégoût*.

*
* *

Si le « dégoût instinctif » — et nous résumons dans cette expression tous les actes de défense en vue desquels les deux éléments psychologique et physiologique s'allient d'un commun accord — si le « dégoût instinctif » est manifestation foncière et naturelle du sujet vierge d'alcool, où trouverons-nous l'explication de ce revirement inattendu qui conduit l'homme un beau jour à lutter contre sa propre nature ? En vertu de quelle force étrangère un organisme peut-il consentir à se faire violence au point d'agréer son mal et d'aller, en toute liberté d'allures, au-devant d'un ennemi qu'il a accepté et dont il fera plus tard son tyran ? Quoi de plus étrange que cette persistance obstinée du collégien à reprendre la cigarette qui lui donne la nausée ou à fumer de nouveau la pipe qui l'a fait vomir ? Aussi bien notre buveur novice a-t-il trouvé détestables les approches de l'alcool, il y revient pourtant ; il y revient au point que, de l'usage, il arrivera jusqu'à l'abus.

Ce paradoxe apparent nous semblera moins étrange, si nous songeons un instant aux servitudes de l'alcool, aux considérations accessoires et aux circonstances indirectes qui le font accepter, si nous pénétrons quelque peu dans ces mille choses désirables qui font escorte au poison, lui servent de véhicules et rehaussent son prestige. Ce sont ces mille choses là qui font passer l'alcool comme l'excipient fait passer la drogue et c'est à leur faveur que l'homme fait, sans le vouloir et sans le savoir, son éducation-perversion à l'égard de l'alcool.

Cette éducation est, en quelque sorte, native

chez les malheureux êtres que le sort a placés dans un milieu prédestiné ; le fils d'un buveur trouve dans l'éducation de son père un héritage naturel qui le dispense bien souvent de toute période d'initiation et l'on peut dire de celui-là qu'il vient au monde sans virginité.

D'autres ont échappé à l'élément héréditaire, mais une habitude familiale les déflore au berceau.

Le nourrisson s'alcoolise par le lait de sa nourrice. Depuis longtemps l'observation clinique avait appelé l'attention sur ce sujet, et les recherches expérimentales de différents auteurs ont su lui donner l'appui d'un contrôle rigoureux. L'enfant soumis au régime du lait alcoolisé est assimilable au buveur journalier ; après avoir protesté, il fait comme lui son éducation et il la fait d'autant mieux que le mode d'ingestion auquel il est soumis, devra favoriser au plus haut chef la complaisance de son organisme. Heureux ceux qui, échappant à l'ignorance des parents, restent soustraits pour un temps à l'action directe du poison ! Mais dans certaines régions « la soupe à l'eau-de-vie » devient un plat national et, dans bien des familles, on se fait une gloire d'habituer l'enfant à « boire comme un petit homme ».

Le jour où l'adolescent s'émancipe, sa virginité alcoolique a donc souvent passé déjà, dans bien des cas, par plus d'une épreuve. Mais à combien d'assauts ne sera-t-elle pas en lutte, lorsque, soumis à l'influence du milieu social, le sujet devra céder aux préjugés absurdes et aux nécessités imaginaires, à l'esprit d'imitation, aux exigences de la mode, à la suggestion de l'exemple, à la tyrannie de l'entraînement?

L'âpreté de la lutte pour la vie, la concurrence effrénée qui en résulte et, partant, le surmenage physique et intellectuel sous toutes ses formes, tels sont les traits les plus caractéristiques de la société moderne.

L'homme court, l'homme se presse et son activité fébrile dépasse les bornes de sa machine humaine, si bien que dans cet organisme, toujours en déficit sur ce qu'il doit produire, un état constitutionnel se crée, un mode de vitalité s'installe, que caractérisent l'insuffisance d'énergie du système nerveux et le besoin de faire appel à quelque force artificielle ou illusoire.

Cette force artificielle ou illusoire, certaines substances la lui procurent et si l'on songe que l'alcool, narcotique et pseudo-stimulant, épargne à l'économie la sensation de son effort en lui permettant de brûler ses réserves sans douleur, il faut bien reconnaître que semblable poison est tout indiqué pour être le poison social de notre époque.

Ainsi, oubliant que l'excitation n'est point la force et qu'à l'excitation succède la dépression, l'homme d'aujourd'hui consacre à l'alcool un culte d'autant plus grand, qu'il est débordé, plus que jamais, par les nécessités complexes d'une vie de fatigue et trop souvent de surmenage.

Au reste, l'opinion courante qui veut que l'alcool soit générateur de travail humain, trouve les auxiliaires les plus complaisants, dans la crédulité sans borne du public devant les mensonges du commerce, dans la fascination de ce qui est écrit et affirmé par les feuilles

quotidiennes dont se nourrit la masse, dans
les récompenses distribuées sans parcimonie
aux vulgarisateurs de l'empoisonnement.

D'autre part, si nous voulons bien observer,
qu'aux difficultés toujours croissantes de la vie,
s'attache la suite inéluctable des misères hu-
maines, nous reconnaîtrons que l'incertitude
de la fortune, la pauvreté en dépit d'un travail
soutenu, le développement des machines se
substituant à la main-d'œuvre, la découverte
des moyens de communication permettant aux
hommes de mieux participer à leurs vicissi-
tudes mutuelles, sont autant de corollaires qui
nous apparaissent comme l'apanage de notre
civilisation moderne, comme autant d'amorces
à l'alcool, non plus à l'alcool qui fouette et
stimule, mais à l'alcool qui grise et fait oublier
car « à celui qui souffre, qu'importe la gros-
sièreté du rêve... pourvu qu'il rêve. »

Ce n'est pas exclusivement à ses qualités in-
trinsèques de narcotique et de pseudo-stimulant, que le « φάρμακον νηπενθής », le remède qui
efface tous les soucis et guérit tous les maux,
doit la gigantesque réclame dont il est l'objet.

Son prestige, il le doit aux circonstances extérieures qui l'enrobent et qui font de lui moins un but qu'un prétexte. N'est-il pas vrai que ce que l'on recherche dans la boisson, c'est moins la boisson que les lieux où l'on boit ?

Le premier acte du jeune homme pour consacrer son émancipation et sa liberté, c'est de franchir le seuil d'une brasserie et là, son plus grand titre de gloire sera de s'enivrer en fumant jusqu'à perdre haleine et en émaillant ses discours des mots les plus grossiers.

Dans les milieux cultivés eux-mêmes, on ignore presque les joies collectives sans l'alcool. C'est que tant de séductions lui font escorte ! L'alcool, c'est le brouhaha étourdissant des cafés donnant l'illusion qu'on s'amuse ; l'alcool, c'est l'odeur enivrante du tabac, cet autre poison avec lequel il fraternise côte à côte ; l'alcool, ce sont les parfums féminins et les promesses qui s'y rattachent ; dans les bouges comme dans les restaurants à la mode, l'amour et l'alcool sont inséparables ; l'alcool, ce sont les amis, ce sont les relations, c'est le

2

monde entier qui jouit et s'ébat et s'épanche...
et l'on se livre naturellement, sans intention
comme sans regret.

Mais le pauvre, le pauvre mal logé, sans feu,
sans air, sans lumière, comment résisterait-il,
lui, au clinquant des boutiques qui s'ouvrent
sur ses pas? Qui peut-il recevoir dans le tau-
dis misérable où la femme s'évertue? Mais il a
son salon dans la « maison de l'alcool ». Là, on
se réunit et l'on boit et l'on chante; là, on dit
ses souffrances et les verres s'entrechoquent
pour les rêves d'avenir; là, on espère et on
oublie.

Le cabaret ne représente pas seulement l'axe
de la vie sociale dans ses plaisirs et ses réjouis-
sances. Les affaires de commerce ne se traitent
plus ailleurs et la destinée de notre politique
obéit à l'impulsion qu'elle y reçoit. Le cabaretier est grand courtier et grand électeur.

Ainsi peut-on dire des lieux où l'on boit,
qu'ils sont devenus les centres de notre sociabilité moderne, dans ses différentes manifestations et sous ses formes les plus variées.

Il est inépuisable, ce chapitre de la genèse

de l'intoxication alcoolique, chapitre où convergent les problèmes les plus complexes de la sociologie et de l'économie politique, de la morale et de l'hygiène. Il appartient à de plus autorisés, de lui accorder l'ampleur qu'il mérite. Les quelques lignes que nous lui avons données, n'ont d'autre prétention que de montrer l'homme perdant sa virginité en dépit d'un paradoxe apparent, du simple fait de son passage à travers les étamines successives de la famille et de la société.

⁎⁎

Nous avons établi que le premier mouvement de l'organisme en présence de l'alcool, était un mouvement de répulsion, et nous avons insisté sur ce fait que le « dégoût instinctif » du sujet vierge d'alcool, n'était pas un simple caprice de sa mentalité, mais bien l'expression d'une « intolérance physiologique » à manifestations multiples, contribuant pour une large part à la sauvegarde de l'économie.

Puis, nous avons montré comment cette

attitude de défense est mise à l'épreuve par les incitations répétées de la vie journalière; nous avons fait voir les multiples exercices de docilité auxquels l'organisme précédemment récalcitrant est soumis d'une manière incessante.

Pendant cette phase d'initiation plus ou moins précoce, plus ou moins pénible suivant le milieu social et les dispositions naturelles de chacun, le sujet fait son *éducation-perversion* à l'égard de l'alcool.

Nous avons vu comment à l'intolérance, au « dégoût instinctif » — « habitude première nature » — réellement physiologique, se substituent l'accoutumance et le besoin — « habitude seconde nature » — du poison-alcool.

Une fois l' « habitude seconde nature » (accoutumance et besoin d'alcool) établie, le sujet est dans une phase nouvelle, phase pathologique, latente il est vrai, mais indubitablement pathologique.

Avant d'aller plus loin il est nécessaire d'analyser l' « accoutumance à l'alcool » et « le besoin d'alcool », ces deux éléments constitutifs de l'état pathologique latent : l'intoxication alcoolique latente, et du type préclinique correspondant : l'alcoolisé non alcoolique, *l'alcoolomane* que nous présenterons ensuite.

CHAPITRE II

L'ACCOUTUMANCE A L'ALCOOL ET LE BESOIN D'AL-
COOL NE SONT PAS L'EXPRESSION D'UNE MEN-
TALITÉ NI D'UNE IMMORALITÉ. — ILS SONT LA
TRADUCTION D'UN TROUBLE DE LA NUTRITION
CARACTÉRISÉ PAR UNE PARÉSIE FONCTIONNELLE
DES CENTRES NERVEUX.

Le vieil adage d'Aristote acquiert une véritable précision scientifique en matière d'alcoolisation, car on peut dire de « l'habitude » qu'elle est, au sens médical, « une seconde nature », dès lors qu'au double point de vue psychologique et physiologique, elle reconstitue sur un plan nouveau le bilan fonctionnel de l'économie.

Or, c'est précisément ce que nous allons observer chez l'alcoolisé à la faveur d'un état morbide du système nerveux, état morbide qui s'installe du fait de l'imprégnation incessante du poison.

L'influence de l'alcool sur les centres nerveux, tout particulièrement sur les centres psychiques de contrôle et de détermination, est une influence éminemment parésiante, en dépit de toutes les apparences.

Nous en trouvons la preuve dans une saine interprétation des phénomènes de l'ivresse.

Après de copieuses libations, l'impression première est celle d'une excitation cérébrale manifeste : abondance de la parole, vivacité des actes, fréquence du pouls, turgescence de la face, tout semble révéler une exaltation des fonctions organiques aussi bien que psychiques.

Pures illusions ! Ces phénomènes qu'on attribue à l'excitation, ne sont, en réalité, qu'un témoignage d'anéantissement.

A bien observer, les apparences de cette suractivité psychique ont leur seule raison d'être dans une paralysie des appareils cérébraux inhibiteurs ; l'hyperidéation, comme l'hypersentimentalité ne sont autre chose qu'une incontinence de sentiments et d'idées.

Sous l'influence de l'alcool, le psychisme

individuel se révèle au grand jour. Dans son expansion exubérante, chacun se montre tel qu'il est, en réalité, par ce simple fait qu'il a perdu sa faculté de dissimulation et de retenue; si l'on songe que ce voile de la personnalité représente l'acquisition la plus tardive de l'individu au point de vue mental, on rapprochera tout naturellement le « *in vino veritas* » de cet autre dicton « la vérité sort de la bouche des enfants », car il n'y a aucune différence à envisager une mentalité incomplète, encore dépourvue d'une faculté supérieure d'acquisition dernière, ou une mentalité décapitée accidentellement sous l'influence d'un poison, qui la prive pour un temps de cette même faculté.

C'est la déchéance de ces centres inhibiteurs d'acquisition dernière qui, en nous débarrassant des entraves de la réflexion et de la critique, nous laisse réagir avec plus de complaisance aux impressions émanant d'autrui; c'est elle qui nous rend plus ouverts et plus accessibles, en dissipant l'obstacle qu'une réserve naturelle oppose dans bien des cas à nos rapports de société.

C'est cette propriété paralysante de l'alcool qui donne aux restaurants à la mode la prérogative de tromper la vertu des femmes et aux débits du faubourg l'avantage de gagner celle des électeurs.

Dans les manifestations de l'hypersentimentalité, on peut donc dire que tout est subordonné à ce fait que l'être pensant perd ses droits de répression sur lui-même, sa faculté de frein et d'initiative souveraine, si bien que l'exubérance, qui nous donne l'illusion d'une excitation, n'est au total qu'une paralysie.

L'hyperidéation ne se juge pas autrement.

La profusion des idées se succédant avec une rapidité inaccoutumée, la richesse des inspirations qu'on ne fixe pas au passage, tout cela, faute d'être modéré et coordonné, constitue un chaos mouvant, dans lequel il est impossible de faire une pause.

Dans cette prétendue suractivité, nous ne trouvons encore qu'une paralysie, paralysie de l'élément supérieur qui dirige toutes les facultés en les associant dans une harmonie rationnelle, paralysie du « moi » qui « étant en pleine possession des ressources dont il dispose, les prend où il veut et quand il veut, pour en faire tel usage qu'il lui plaît » (1).

Par la disparition momentanée de cet élément directeur, les facultés de second ordre, l'imagination, la mémoire se trouvent abandonnées à elles-mêmes sans règle, sans guide et sans frein, de telle sorte qu'elles produisent les effets les plus baroques et les plus inattendus dont l'échelle ira de l'inepte au sublime.

Ainsi, quelle que soit la forme sous laquelle nous envisagions les prétendues manifestations d'une suractivité psychique, nous n'y trouvons, en réalité, qu'une disparition de la faculté de contrôle des centres supérieurs sur leurs subordonnés.

Cette disparition de la faculté de contrôle n'a pas son seul retentissement sur les déterminations spontanées de notre intellectualité pensante ; nous la retrouvons dans les faits de conscience d'ordre primordial ayant leur point de départ dans nos sensations extérieures bonnes ou mauvaises.

1) RICHET, *Les poisons de l'intelligence*.

Après l'ingestion d'une dose modérée d'alcool, si la sensation de fatigue s'amoindrit, c'est que l'alcool, agissant comme anesthésique, rend le sujet inconscient d'un état qui n'en existe pas moins au point de vue physiologique ; si le système musculaire semble plus dispos, c'est que le poison porte atteinte aux centres supérieurs, annihile ce qui donne à l'homme la conscience exacte de sa force, de sa faiblesse, de ses sensations, de ses mouvements, en un mot, de toutes les modifications de lui-même.

Nous n'avons qu'à suivre les phénomènes dans leur évolution, pour trouver la confirmation de cette influence primitivement et foncièrement parésiante de l'alcool, car cette influence se propage des centres supérieurs à leurs subordonnés et, si les manifestations du début peuvent induire en erreur en donnant à l'inhibition toutes les apparences de la dynamogenèse, les manifestations ultérieures ne laisseront aucun doute sur leur nature réelle.

Qu'on vienne à forcer la dose : la paralysie va s'étendre des centres cérébraux de contrôle et d'inhibition aux centres cérébraux d'exécution. Cet « incontinent psychique » de tout à l'heure, exubérant et audacieux, la langue déliée et les jambes alertes, n'est plus qu'un être abattu et déprimé, la parole embrouillée et les membres engourdis. Puis, le psychisme est annihilé dans son entier, le coma survient et la brute s'endort.

Qu'on aille plus loin : la paralysie va gagner les centres de la vie végétative. L'atteinte des fonctions primordiales de la nutrition met en danger les jours de l'ivrogne et leur arrêt le conduit à la mort.

Il y a dans cette succession de phénomènes tous les éléments d'une comparaison rigoureuse entre l'alcool et le chloroforme, ce poison dont l'influence hyposthénisante sur la cellule nerveuse ne saurait être contestée.

Dans la chloroformisation, nous retrouvons, en effet, cette première phase d'empoisonnement des centres supérieurs de contrôle et d'inhibition, caractérisée par l'excitation intempestive et la loquacité incohérente; puis, cette seconde phase d'empoisonnement des cen-

tres subordonnés de perception et d'exécution,
avec la résolution musculaire, la perte de la
sensibilité et l'annihilation de l'intelligence;
enfin, au dernier degré, cette intoxication re-
doutable des centres de la vie organique, pouvant aller jusqu'à l'arrêt des fonctions vitales.

Si nous nous sommes attardés avec complaisance à des manifestations relevant de l'intoxication aiguë des centres nerveux par une dose
isolée d'alcool, c'est pour mieux mettre en
valeur la note dominante d'une action physio-
pathologique que nous retrouverons avec une
tonalité moins accentuée et sous des teintes
moins vigoureuses dans l'imprégnation lente
et progressive de doses quotidiennement répétées.

De la juste interprétation des faits, nous
avons déduit *qu'en dépit d'une valeur alimen-
taire exclusivement basée sur sa chaleur de com-
bustion, l'alcool a pour rôle essentiel de para-
lyser l'activité de la cellule vivante, en général,
et de la cellule nerveuse, en particulier.*

*Nous avons vu la déchéance des différents
centres s'effectuer suivant une sorte de hiérar-*

chie descendante et nous avons insisté sur l'apparence trompeuse qu'offre le début de l'écroulement.

Nous verrons de même l'intoxication chronique dominée dans ses premières manifestations par l'influence parésiante de l'alcool sur les cellules nerveuses, tout en donnant, pour un temps et pendant une période souvent fort longue, cette singulière illusion d'un organisme qui s'enhardit contre les épreuves du poison, d'un poison qui devient pour cet organisme le plus nécessaire et le plus désirable des aliments.

A cette *parésie fonctionnelle précoce des centres nerveux*, correspondent les deux signes que nous allons analyser, et dont nous ferons le témoignage d'une intoxication latente : le premier est *une accoutumance progressive du poison*, le second *un impérieux besoin d'en faire usage*.

.˙.

L'*accoutumance*, telle est la première manifestation résultant d'une ingestion journalière d'alcool.

Les phénomènes d'assuétude peuvent atteindre dans certains cas des proportions qui touchent au prodige et tel sujet qui vomissait un verre au début de sa carrière, sait en boire dix sans inconvénient quelques années plus tard.

Or, cette modification survenant à la longue, chez un buveur d'habitude, se présente-t-elle comme le témoignage d'un processus purement physiologique.

L'organisme accoutumé conserve-t-il l'intégrité parfaite de ses fonctions et ,parce qu'il supporte les approches du poison, reste-t-il à l'abri de ses ravages?

Certainement non, car semblable interprétation n'a pour elle que les apparences et trouve un dédit formel dans un examen quelque peu approfondi des faits.

Nous verrons dans un instant que l'*accoutumance* à l'alcool s'accompagne d'une élaboration de substances antitoxiques, ce qui semble rapprocher dans une certaine mesure cette *accoutumance* de l'immunité acquise à l'égard des poisons microbiens.

Mais il y a là deux choses différentes qu'il convient de dissocier : d'une part, l'état de l'organisme intoxiqué se traduisant par l'*accoutumance* ; d'autre part l'élaboration de la substance immunisante aboutissant à un acte plus ou moins parfait de toxi-neutralisation.

Or, s'il est vrai que l'organisme accoutumé travaille à la neutralisation de la substance toxique, il faudrait bien se garder d'envisager l'*accoutumance* comme le couronnement de cette œuvre de protection, dont elle trahit, au contraire, le caractère relatif et l'incomplète efficacité.

Du fait qu'un territoire augmente ses arsenaux, il ne résulte pas que ce territoire envahi subisse sans coup férir l'acte d'envahissement.

Sans doute, l'élaboration d'une antitoxine autochtone pourra permettre à l'accoutumé de survivre, le cas échant, à des doses primitivement mortelles de poison, mais il n'en est pas moins vrai que le sujet se comportera, par là même, comme s'il était en puissance perpétuelle de vaccin.

Or, ne sait-on pas que la réception d'une substance vaccinante entraîne toujours quelques phénomènes morbides chez l'animal réceptif, qu'il s'agisse d'infection locale ou d'intoxication générale, suivant qu'on utilise les vaccins vivants ou les produits solubles?

Toute vaccination ayant pour résultat de modifier la vie des cellules et la constitution des humeurs où elles baignent, représente en elle-même un trouble fonctionnel et, en admettant que l'accoutumance au poison puisse rentrer dans la voie générale des vaccinations chimiques, il faut bien savoir que : « les intoxications avec accoutumance sont loin, soit par elles-mêmes, soit par leurs effets secondaires, de comporter l'innocuité (1) ».

La production de substance antitoxique n'est qu'un phénomène contingent; qu'il y ait ou non production de cette substance, l'*accoutumance* se traduit, en dernière analyse, par une adaptation au milieu.

Or, au point de vue biologique, qui dit adap-

(1) Girode, *Traité de médecine* de Brouardel et Gilbert, t. III, p. 157.

tation, dit modification nutritive : mais ce n'est pas impunément qu'on change la nutrition, ni qu'on la force à s'accomplir sur une base nouvelle.

Tout organisme accoutumé à une substance nocive se présente comme un organisme affaibli, et cela, en dépit de la résistance spécifique dont il semble doué par rapport à la substance en question.

Cet état d'infériorité reste sans démonstration, jusqu'au jour où quelque circonstance favorable vient à le révéler.

L'infection est, dans la majorité des cas, la pierre de touche qui le met en évidence et il est presque banal de rappeler la gravité toute particulière des maladies aiguës et des grands traumatismes chez le buveur d'habitude.

La pneumonie du buveur est d'un pronostic sévère. La façon même dont elle évolue, laisse à penser que l'un des facteurs est profondément modifié ; à la voir se cacher sous le masque du delirium tremens chez les uns et se traduire chez les autres par un abattement profond et le collapsus à brève échéance, on devine son terrain d'action.

L'habitude de boire appelle au premier chef la tuberculose. Le rôle de la boisson, comme générateur de cette affection, s'impose avec évidence dans toutes les statistiques et l'on ne peut méconnaitre les ravages du fléau parmi les professions qui vivent de l'alcool.

Par sa tendance aux affections en général, par l'allure foudroyante ou la tournure bâtarde et dissimulée qu'affectent ces dernières, par le défaut de réaction qui les caractérise le plus souvent, le buveur est assimilable, comme terrain, à tous les « lieux de moindre résistance » et sa pathologie a plus d'un trait commun avec celle du vieillard.

Ainsi, les exemples ne sont pas rares, qui mettent en évidence la déchéance générale de l'accoutumé.

Mais, si sa nutrition est plus particulièrement en souffrance dans un appareil que dans un autre, c'est évidemment dans celui qui constitue pour la substance toxique un lieu d'élection.

surtout si cet appareil se trouve être le plus délicat de l'économie.

C'est dans le système nerveux que les troubles de la nutrition auront, le cas échéant, leur caractère spécifique et leur intensité maxima.

Déjà, certains faits nous donnent à prévoir les plus étroites relations entre la déchéance du système nerveux et les phénomènes de tolérance par rapport aux poisons.

Ne sait-on pas que les états pathologiques, où la tolérance se manisfeste d'emblée avec des proportions énormes, sont ceux dans lesquels le système nerveux est soumis à des conditions morbides qui ont modifié ses propriétés ? Les aliénés, les dipsomanes en particulier, résistent à des doses vraiment extraordinaires d'alcool.

C'est dans cette déchéance du système nerveux, qu'il faut chercher, croyons-nous, la cause et le mécanisme de l'*accoutumance* elle-même. Les idées que nous allons exposer trouvent un encouragement dans l'hypothèse qu'une voix, autorisée entre toutes, formulait il y a déjà bien des années.

Claude Bernard(1), cherchant à expliquer l'accoutumance morphinique, s'exprimait en ces termes :

« Faut-il admettre que les nerfs se sont engourdis et sont, en quelque sorte, abaissés dans l'organisme au point de vue de leurs propriétés physiologiques, ce qui expliquerait pourquoi il faut pour les narcotiser une dose plus forte de morphine? On sait, en effet, et l'on peut rappeler dans le sens de cette dernière hypothèse, que, pour empoisonner un nerf engourdi et dégradé dans ses propriétés physiologiques, il faut une quantité de substance toxique bien plus grande que pour un nerf placé dans des conditions ordinaires... »

Mettant à profit l'hypothèse formulée par le grand physiologiste relativement à la morphine, nous croyons devoir envisager l'*accoutumance* à l'alcool, comme le témoignage d'un trouble fonctionnel du système nerveux.

En effet, nous avons vu que, lorsqu'on mettait en présence un organisme normal et un poison

____

(1) Claude Bernard, *Leçons sur les anesthésiques et sur l'asphyxie*, 1875 (9ᵉ leçon).

3.

tel que l'alcool, l'organisme se révoltait contre l'obligation d'absorber cette substance dangereuse, nuisible à la vie de ses cellules. Un organisme qui réagit de la sorte contre toute atteinte portée à son intégrité, est un organisme sain.

Mais, de nouvelles doses lui ayant été imposées, l'organisme s'est révolté de moins en moins jusqu'à devenir impassible; la réaction a perdu de sa violence jusqu'à disparaître. Or, cette indifférence des cellules à l'égard d'une substance dangereuse ne saurait être considérée comme un phénomène normal : « Toute cellule qui, mise en présence d'un toxique, a réagi tout d'abord violemment, mais qui, peu après, placée dans les mêmes conditions, vient à toémigner de son indifférence à l'égard de ce même toxique, est une cellule malade (1). »

Si l'organisme, qui s'est révolté contre l'obligation d'absorber l'alcool, a vu sa réaction perdre de sa vigueur, en présence de nouvelles doses de poison, c'est que les cellules nerveuses sinon malades, du moins maladives, parésiées,

1) Ch. Ruyssen, *loc. cit.*

stupéfiées, en état de vie ralentie, ont perdu toute activité. Si la tolérance s'est établie, c'est que les réflexes de défense se sont épuisés.

Aux centres nerveux de la vie végétative et de la vie de relation était dévolu un rôle de protection naturelle à manifestations multiples, ayant pour résultat le « dégoût instinctif » : l'alcool a empoisonné ces centres ; leur rôle de protection naturelle s'est écroulé.

Ainsi, l'alcool ingéré à doses quotidiennes détermine un état parétique de l'encéphale, en vertu duquel, celui-ci perd progressivement son pouvoir d'inhibition et de contrôle sur les centres inférieurs, si bien qu'à un moment donné, les excitations ne lui parviennent plus, ou, si elles lui parviennent, il les subit sans les discuter. Les centres inférieurs et automatiques, pris à leur tour de cette même torpeur, se refusent à une lutte qu'ils ne peuvent plus soutenir et abandonnent le territoire à l'envahisseur sans un acte de protestation.

L'accoutumance n'est donc pas autre chose qu'un abaissement du « coefficient de réactivité » sous l'influence parésiante du poison-alcool.

Le buveur tolérant est assimilable au malade adynamique qui ne réagit plus et dont l'absence de réaction se recommande d'ailleurs d'un mécanisme identique : l'empoisonnement des centres nerveux ; il est assimilable encore, si l'on veut, au syringomyélique qui se fait une brûlure dont il n'est pas averti et dont les conséquences s'imposent néanmoins.

En vertu de quelle altération structurale des éléments cellulaires, le trouble nerveux caractérisé par l'*accoutumance* vient-il à s'établir ? Nous l'ignorons complétement comme nous ignorons le substratum de toutes les modifications intimes que nous traduisons en langage provisoire sous le nom de troubles « fonctionnels » ou « dynamiques ».

C'est bien, en effet, d'un trouble purement fonctionnel ou dynamique qu'il s'agit et c'est précisément. parce que la phase que nous traversons ne repose pas sur des modifications invétérées ni sur des altérations définitives, qu'elle se montre susceptible de régression et présente, par là même, le plus haut intérêt.

Pour expliquer ce trouble exclusivement fonctionnel du système nerveux, rien ne nous empêche d'admettre que chaque dose d'alcool abordant une cellule nerveuse a pour effet de l'anesthésier par rapport à la dose qui va suivre. Étant, si l'on peut dire, en état d'ivresse, la cellule en question n'aura pas conscience de l'envahissement lorsque la nouvelle dose se présentera, si bien qu'elle se laissera violer sans opposer de résistance. Ainsi devra s'établir un courant progressif, théoriquement infini, mais limité pratiquement par la dégradation matérielle de la cellule, dégradation qui surviendra lorsque cette cellule aura dépassé en quelque sorte son point de saturation.

Le processus rétrograde de désaccoutumance trouve, dans cette même hypothèse, une explication rationnelle. Si, en abandonnant l'habitude de boire, le sujet perd le bénéfice des propriétés acquises, au point de récupérer son intolérance de virginité et ses réflexes du début, c'est que les cellules nerveuses ont éliminé le poison qui les opprimait ou les substances de déchet que ce poison leur avait laissées. Lorsqu'en vertu d'une élimination complète, les cellules nerveuses ont pu passer de la convalescence à la santé définitive, le retour à « l'état prime » s'est effectué spontanément.

En résumé et pour synthétiser nos idées, l'accoutumance apparaît dans la carrière du buveur comme une éclipse des manifestations morbides, parce qu'elle se place en silence entre une « période de réaction » à manifestations multiples, témoignage d'une virginité intolérante chez un novice, et une « période d'écroulement » à manifestations non moins variées, témoignage d'une tare pathologique chez un alcoolique proprement dit. Mais cette éclipse des manifestations tangibles, n'a pas son équivalent au point de vue biologique : *l'accoutumance est un premier méfait de l'intoxication.*

En d'autres termes, si l'on veut nous permettre une comparaison familière, le système nerveux est à l'alcool, ce que le cheval est au fouet. Cinglé par un premier coup, il répond par des ruades. Si le fouet est une habitude, les coups portent toujours, mais la bête ne réagit plus, la « rosse » est impassible. Continuez à frapper, l'animal succombera.

Nous croyons avoir suffisamment insisté sur la genèse de l'accoutumance à l'alcool. A ce premier témoignage d'une défaillance fonctionnelle du système nerveux un autre succédera sans trève, car, « du moment où l'organisme accoutumé au poison ne réagit plus contre lui, l'individu cesse d'être prévenu des dangers auxquels il s'expose et c'est à ce poison qu'il va sans méfiance demander l'énergie et la gaieté qui lui manquent. Il ne se doute pas qu'il court vers un prochain péril : le besoin de boire (1). »

*
* *

Le *besoin*, voilà le second terme à la faveur duquel l'intoxication alcoolique se poursuivra sans arrêt.

Ce second terme, nous le verrons dériver tout naturellement du premier, si nous voulons bien

(1) Ch. Ruyssen, *loc. cit.*

nous rappeler la façon dont nous avons interprété le phénomène de l'accoutumance.

Nous avons dit que l'accoutumance se traduisait, en dernière analyse, par une adaptation au milieu.

Or, l'adaptation peut devenir tellement parfaite que le milieu primitif cesse d'être propre au maintien de l'existence.

Si, après avoir acclimaté l'amibe d'eau douce à l'eau salée, on la reporte dans l'eau pure, elle ne peut plus y vivre. Le sel qui lui était nuisible, est devenu désormais l'élément le plus indispensable de sa vie.

Les êtres plus complexes obéissent aux mêmes lois et l'on peut dire de l'usage continu de l'alcool, qu'il crée un « état second » de l'organisme, en vertu duquel la situation du buveur devient intolérable dès qu'on l'a privé de son poison.

Il en résulte, qu'un état maladif prend chez lui toutes les apparences de la santé et, qu'inversement, on retrouve les caractères d'un phénomène pathologique dans le retour aux conditions normales de la vie.

Mais, entre l'amibe et le buveur, il existe cette différence que, chez la première, les fonctions vitales s'exercent fatalement et inconsciemment sous l'influence des grandes lois qui régissent la matière vivante, alors que, chez le second, un appareil enregistreur contrôle et note tout défaut d'équilibre entre les exigences physiologiques de l'organisme et les conditions qui lui sont créées par le milieu extérieur.

Sous l'apparente fixité de nos formes, se cache une perpétuelle rénovation de nous-mêmes ; chacune de nos cellules est le siège d'un incessant mouvement de composition et de décomposition ; nos éléments anatomiques absorbent, sécrètent, se multiplient, vieillissent et meurent ; ce bouleversement continu s'opère à l'insu de notre conscience, qui demeure ignorante des opérations intimes de la vie. Mais, que ce mouvement vienne à être troublé par l'apport en excès ou en défaut de certains matériaux, par l'élimination en excès ou en défaut de certains déchets, le concert physiologique fait entendre une note discordante qui retentit jusqu'à nos centres psychiques et il en résulte des faits de conscience.

C'est cette tendance organique réflétée dans un miroir psychique, c'est ce conflit entre les exigences physiologiques et les conditions extérieures porté jusqu'à la conscience, qui définit le *besoin*.

Le *besoin* exige donc, de toutes façons, la complicité du système nerveux ; mais, on conçoit qu'il prenne un caractère tout particulièrement impérieux, lorsque la tendance organique qu'il exprime émane d'un état de souffrance du système nerveux lui-même.

C'est précisément ce que nous allons observer chez le buveur, car cette même défaillance du système nerveux, dont nous avons fait la base de l'accoutumance, représente également le point de départ du *besoin*.

Sous l'influence d'une imprégnation incessante d'alcool, l'énergie nerveuse s'est tarie ; elle reste au-dessous de la tonalité normale et, pour revenir au taux habituel, pour retrouver l'intensité simplement nécessaire à l'entretien de la vie, l'intervention d'une force étrangère lui devient nécessaire.

Les cellules infirmes, les cellules parésiées, stupéfiées, demeurent dans un état de torpeur, dont une excitation factice peut seule avoir raison.

Pour combler le déficit, l'organisme, à la recherche d'un système de compensation, trouve une branche de sauvetage dans la stimulation passagère du poison et le buveur est tout naturellement conduit à mettre en application de la façon la plus innocente le principe de l'école de Salerne : *Si nocturna tibi noceat potatio vini, hoc ter iterum bibes, et fuerit medicina.*

Alors, ce qui était un luxe devient une nécessité, car, après avoir bénéficié d'une impulsion passagère, les éléments nerveux se trouvant de nouveau abandonnés à eux-mêmes et, plus affaiblis que jamais, réclament un nouvel apport d'une substance qui est devenue pour eux un aliment nécessaire.

Les priver de cet aliment, c'est vouer le sujet aux pénibles malaises de l'abstinence.

En l'absence du poison, le buveur éprouve un tel vide, un tel accablement, que malgré lui il y revient et, dans son appétence angoissante, il usera de tous les moyens pour se le procurer.

Ce sont ces phénomènes d'abstinence qui contribuent à accréditer la croyance répandue dans le peuple, à savoir, que l'alcool donne des forces : car l'alcoolisé privé de son aliment se sent immédiatement affaibli et il en conclut naturellement que l'alcool le soutenait.

Les mêmes considérations pourraient s'appliquer, d'ailleurs, à tous les détails de sa santé morale et physique. C'est ainsi que le processus chimique de la digestion ayant été modifié chez lui par l'usage même de la boisson, le buveur a la sensation que, sans le secours de l'alcool qui excite la sécrétion et augmente l'acidité du suc gastrique, il ne sera pas capable de faire honneur à son repas : c'est ainsi, qu'ayant perdu toute activité mentale, il prévoit qu'en l'absence du poison bienfaisant qui verse l'ivresse, toute joie et toute idée lui seront interdites.

Quoi qu'il en soit, puisqu'après avoir bu « tout va bien », le buveur entrera dans un cercle vicieux qu'il verra se resserrer de jour en jour.

En effet, par un singulier paradoxe, le malade demandant au mal son remède, parvient à compenser les funestes effets du poison, à condition d'en prendre davantage. Mais cette compensation d'un instant, il ne l'obtient qu'au prix d'une aggravation ; cette aggravation, se traduisant elle-même par une plus grande défaillance, réclame à son tour une plus grande dose de stimulant.

C'est le joueur qui, pour rattraper sa mise, n'a que la ressource d'en exposer une autre qu'il perd encore et ainsi de suite.

A chaque récidive, l'individu sacrifie une parcelle de son énergie morale et physique sous prétexte de la recouvrer et, sur cette pente glissante où il descend de plus en plus, l'homme s'achemine d'un mouvement automatique vers la brute.

C'est ainsi que s'impose l'esclavage de l'alcool.

Le buveur n'est plus maître de son poison : ce n'est plus le gourmet mangeant à ses heures et choisissant ses aliments pour les savourer, c'est un affamé qui mange pour échapper aux tortures de la faim.

Il ne peut se passer d'alcool, au même titre qu'il ne peut se passer de boire et de manger; l'alcool est devenu partie constituante et indispensable de sa chair et de son sang.

Cette tyrannie du *besoin* s'impose avec d'autant plus de force, qu'elle s'adresse à un terrain dépourvu de résistance.

En effet, l'ébranlement, qui conduit la sensation de *besoin* jusqu'aux centres de conscience, ne reste pas stérile et la perception cérébrale du *besoin* provoque aussitôt le désir de le satisfaire. Or, à ce désir, la victime ne peut opposer que des facultés volitionnelles auxquelles le poison n'a nullement fait grâce de son action parésiante.

On peut dire de l'habitude en général, qu'elle est « un acte déchu du domaine des volitions et tombé dans celui des phénomènes réflexes », de sorte que les manifestations de la volonté deviennent de plus en plus rares, à mesure que l'habitude occupe une place de plus en plus prépondérante.

Mais il y a mieux. Nous ne sommes pas ici en présence d'une habitude quelconque ; nous sommes en présence d'un processus morbide en vertu duquel les centres directeurs ont perdu leur pouvoir d'inhibition sur leurs subordonnés, de sorte que l'incapacité de résister aux incitations extérieures constitue un des traits les plus caractéristiques de la situation.

Lorsque la volonté se fait l'esclave d'une passion, la détermination raisonnée, qui est le critérium de tout acte volitionnel, peut déchoir jusqu'à disparaître au profit de l'automatisme.

Mais, en définissant le *besoin* une « tendance organique », nous avons indiqué par là même, combien il serait inexact d'y voir une simple souffrance morale, celle qu'on rencontre communément, chaque fois qu'on met obstacle à la satisfaction d'une habitude passionnelle, quel qu'en soit l'objet.

Il ne s'agit donc pas ici d'une passion quelconque ; il ne s'agit pas d'une passion intellectuelle s'adressant à une entité, ni même d'une passion sensitive s'adressant à une objectivité extérieure : il s'agit d'une passion « nutritive » dont le cri s'échappe du plus profond de l'organisme et qui n'a son équivalent que dans la soif, dans la faim, dans l'instinct sexuel, en un mot, dans toutes les appétences physiologiques.

Dès lors, on conçoit que cet abaissement de la tonalité du psychisme supérieur au profit de l'automatisme soit à son comble et que les centres inférieurs se trouvent, en quelque sorte, polarisés dans une direction fixe correspondant à la satisfaction de leur désir.

Quelles transformations l'alcool fait-il subir aux éléments cellulaires pour produire cette déséquilibration qui constitue le *besoin* et pour entraîner par suite le désir qui est, en quelque sorte, la formule cérébrale de cette déséquilibration ? Nous n'en savons rien, de même que nous ne connaissons pas le mécanisme intime de l'accoutumance.

Il faut donc nous contenter d'enregistrer ce fait, que l'alcool, comme un certain nombre de toxiques s'adressant plus spécialement au système nerveux, peut impressionner ce système nerveux assez profondément pour devenir, à un moment donné, l'élément le plus indispensable à la vie.

Si maintenant l'on veut bien observer que le *besoin* entretiendra l'*accoutumance*, comme l'*accoutumance* a entraîné le *besoin*, il nous semble démontré que toutes les conditions se trouvent réunies pour enliser le buveur et le précipiter plus avant dans le gouffre.

*
* *

Les phénomènes que nous venons d'étudier nous conduisent à formuler les propositions suivantes :

a) Il existe un abîme entre la « première nature » (état de virginité), qui est essentiellement « physiologique » et la « seconde nature » (état de perversion), qui est entièrement pathologique » ;

b) C'est à cette seconde nature pathologique qu'appartiennent « l'accoutumance à l'alcool » et, à un degré plus avancé, « l'irrésistible besoin d'en faire usage » ;

4

c) Cette double manifestation de l'intoxication alcoolique — « accoutumance et besoin » — n'est pas l'expression d'une « mentalité » et moins encore d'une « immoralité » : elle est la traduction d'un « trouble de la nutrition » caractérisé par une « insuffisance de l'énergie nerveuse », par une paresse fonctionnelle des centres nerveux — aboulie —. Elle constitue cliniquement une forme de neurasthénie, la neurasthénie spécifique des buveurs, *l'alcoolomanie.*

CHAPITRE III

L'INTOXICATION ALCOOLIQUE LATENTE.
ALCOOLOMANIE.
DISTINCTION AVEC : L'ALCOOLISME INSIDIEUX,
L'IVROGNERIE, L'ALCOOLISME CHRONIQUE,
LA DIPSOMANIE.

Des chapitres précédents découle, au point de vue clinique, la conclusion suivante :

Dans l'intoxication chronique par l'alcool, il y a une période latente pendant laquelle, avant de produire les lésions de l'alcoolisme chronique de Huss et de Lancereaux, l'alcool agit uniquement à titre de poison du système nerveux. Pendant cette période, l'alcool, comme les autres poisons du système nerveux, ne manifeste son action que par deux signes, l'accoutumance et le besoin.

Nous allons démontrer qu'ainsi constituée, l'intoxication alcoolique se calque sur l'intoxication morphinique et que, du fait de son analogie avec la morphinomanie, cette période latente de l'intoxication alcoolique chronique mérite le nom d' « ALCOOLOMANIE ».

Cette période préclinique, psycho-physiologique, de l'intoxication alcoolique chronique, avait déjà attiré l'attention des auteurs.

A. Jaquet, de Bâle (1), la décrit ainsi : « A côté des effets manifestes et universellement reconnus de l'abus des spiritueux, il existe une forme d'alcoolisme infiniment plus répandue et d'autant plus dangereuse qu'elle ne se manifeste pas directement par des symptômes nettement caractérisés. Tout en reconnaissant l'innocuité d'un usage vraiment modéré des boissons fermentées, il nous parait hors de doute que ce qu'on entend généralement de nos jours par usage modéré, dépasse notablement la tolérance de l'organisme humain pour l'alcool. Les manifestations de cette fausse modération, qu'on pourrait peut-être qualifier d'*alcoolisme latent*, ne sont guère appréciables chez des individus bien portants, mais il suffit qu'ils soient atteints par la ma-

(1) A. Jaquet, *L'alcoolisme* (monographie Critzman), 1897.

ladie pour que les effets de l'alcool se traduisent
nettement par une diminution de la force de
résistance et une plus grande vulnérabilité de
l'organisme. »

Ch. Ruyssen (1) est plus explicite : il résume
les idées que nous développons et indique les
deux termes de l'état pathologique psycho-
physiologique que nous avons étudiés. « Nous
entendons, dit-il, par *alcoolisme latent*, un état
d'intoxication de l'organisme qui ne se révèle
que par des signes et ne possède pas encore
de symptômes propres. Cet état d'intoxication
existe lorsque, du fait d'un usage continu des
boissons alcooliques, l'organisme est entré
dans une phase pathologique dont le premier
terme est l'*accoutumance* à ces produits
toxiques et le second l'irrésistible *besoin* d'en
user.

Crothers (2), Kovalewsky (3) font également
du désir, chez le buveur d'habitude, un témoignage d'aboulie caractéristique d'une intoxi-

(1) Ch. Ruyssen, *Enseignement médical de l'antialcoo-
lisme*, 1899.
(2) Crothers. *The alienist and neurologist*, 1886.
(3) Kovalewsky, *L'ivrognerie*, 1889.

4.

cation purement fonctionnelle, à élection encéphalique, qui précéderait en avant-garde les manifestations cliniques de l'alcoolisme.

Nous savons, d'autre part, que le Dr Gouraud, pour ne pas l'avoir écrit, n'en a pas moins insisté, au cours de conférences antialcooliques, sur ce type de buveur qu'il appelle : les alcoolisés. En cherchant à préciser davantage le degré d'intoxication de ces sujets, on pourrait les appeler des alcoolisés non alcooliques.

Avec ces auteurs, nous pensons que, parmi les manifestations cliniques que nous voyons à l'hôpital et qui caractérisent l'alcoolisme chronique de Huss et Lancereaux, celles mêmes qu'on est convenu d'appeler des manifestations prodromiques, sont déjà le témoignage d'un empoisonnement qui bat son plein.

La résultante de l'imprégnation lente et progressive du poison dans ses premières atteintes, c'est « l'alcoolisé » et non « l'alcoolique » qui la personnifie; c'est chez lui qu'il faut l'étudier.

Mais encore, ne nous adressons-nous pas

au buveur à grand spectacle, à l'ivrogne à répétition ; celui-là, par des poussées maintes fois répétées d'intoxication aiguë, nous gêne dans la saine interprétation du premier stade d'empoisonnement chronique. Nous nous adressons à un type autrement plus pur (et combien plus fréquent!), le type du « buveur d'habitude » qui n'a jamais été gris, qui s'alcoolise « honnêtement », nous dirions volontiers « bourgeoisement ».

Nous allons nous efforcer de montrer que « l'alcoolisé », pour ne pas être un « malade » au sens clinique du mot, ne saurait être davantage un homme « bien portant » au sens physiologique de l'expression et qu'en passant de la candidature à l'élection pour devenir ce que nous avons coutume d'appeler un « alcoolique », « l'alcoolisé » ne doit pas être envisagé comme un vicieux qui tombe malade un beau jour victime de son péché mignon, mais bien plutôt, comme un malade virtuel devenant un malade effectif, le jour où il atteint, si l'on peut dire, le point de saturation qui lui est propre.

Les expressions d'*alcoolomanes* et d'*alcoolo-manie* que nous proposons ont, sur les autres dénominations, l'avantage de rappeler à l'esprit et de bien y fixer les deux signes : l'*accoutumance* et le *besoin*. Nous discuterons tout à l'heure la valeur et la justesse de ces expressions.

Quoi qu'il en soit, il est certain que l'usage quotidien et soi-disant modéré de l'alcool, usage modéré qui dépasse cependant d'une façon notable la dose absolument inoffensive, équivaut à une imprégnation régulière et progressive. Cette imprégnation crée un « état second » ou plus exactement une « seconde nature », c'est-à-dire une harmonie physiologique établie sur des bases nouvelles, un bilan fonctionnel équilibré suivant un nouveau plan, une modification qui n'est déjà plus l'intégrité parfaite des éléments cellulaires, sans être encore la maladie.

Cet « état second », cette « seconde nature » a sa représentation dans un syndrome qu'une analyse du buveur met en évidence, de telle sorte que l'on doit admettre *à côté du type cli-*

nique d'alcoolisme chronique de Huss et Lancereaux, type correspondant à l'alcoolique malade et au malade alcoolique, à l'alcoolique taré et au taré alcoolique, un type « préclinique » pour lequel nous proposons le nom d'« alcoolomanie ».

L'alcoolomanie est personnifiée dans les hautes classes par le « monsieur très bien » qui, tous les jours, prend son apéritif avant déjeuner, boit sa bouteille à son déjeuner, déguste son verre de cognac après son café, absorbe suivant l'occasion deux ou trois bocks dans l'après-midi, reprend son apéritif avant diner, sa bouteille au diner, redéguste un ou deux verres de cognac en fumant son cigare, absorbe enfin, toujours suivant l'occasion, deux ou trois bocks dans la soirée.

L'alcoolomanie est personnifiée dans les classes laborieuses par l' « ouvrier rangé » qui, tous les jours, après avoir « tué le ver » le matin, prend une goutte ou un rhum ou un marc avant de se mettre à l'ouvrage, puis sa « mominette », avant le déjeuner, la chopine ou le litre au déjeuner qu'il termine par le café et l'inévitable goutte ou pousse-café, qui continue sa journée par le demi-setier du raccord et l'apéritif avant de retourner chez lui. Comme il est « rangé », nous lui faisons grâce des stations en route ainsi que des tournées occasionnelles.

Que, pour une raison quelconque, le Monsieur vienne à consulter un médecin, que l'ouvrier s'hospitalise et lorsque nous leur demanderons : buvez-vous? ils nous donneront tous deux, avec le même accent de conviction, la même, l'inévitable réponse : Non, docteur : je bois comme tout le monde! — Et si nous leur disons qu'il faut cesser ces habitudes, ils nous répondront : Mais il me manquera quelque chose! Mais je n'aurai plus d'appétit! Mais je ne pourrai jamais digérer sans mon verre de cognac! etc., etc. Mais je n'aurai plus de force si vous me supprimez l'alcool! — Et, ce disant, ils seront de parfaite bonne foi, — ils diront la vérité puisqu'ils diront ce qu'ils éprouvent.

Riche ou pauvre, l'homme qui nous intéresse ne se croit pas «alcoolique» : il n'est pas alcoolique puisqu'il a conservé l'intégrité, apparente du moins, de sa santé morale et physique.

Si vous lui dites qu'il est un « ivrogne », il s'en défendra ; il sera dans son droit, car il peut très bien n'avoir jamais été gris ni même ému de sa vie.

Cet homme, cependant, n'est pas « un homme comme un autre », car il présente un phénomène qu'il ne présentait pas lorsque ses lèvres ont effleuré le poison pour la première fois.

Il prend, sans en être incommodé apparemment, une quantité d'alcool qui l'eût anéanti autrefois, et, d'autre part, le priver de sa ration journalière d'alcool, c'est le faire souffrir, à un moindre degré il est vrai, de cette même souffrance qu'endure le morphinomane auquel on supprime sa piqûre.

C'est que cet agent dont il était autrefois le régulateur volontaire et conscient, cet agent est devenu désormais son tyran et se pose en impitoyable despote devant les inutiles récriminations que dicte encore à cet homme sa raison, mais que lui refuse sa volonté.

C'est qu'en se recommandant du double

terme : l'*accoutumance* progressive et l'irrésistible *besoin*, il représente un type qui, pour ne pas être étiqueté par la nosographie, n'en est pas moins connu des médecins de famille.

Ce type, qui n'existe ni à l'asile, ni à l'hôpital, constitue l'*alcoolomane*.

* *

Les mots ne valent que par l'idée qu'ils renferment et, s'il y avait autant de mots que d'idées à exprimer, nous aurions atteint l'idéal d'une langue vraiment scientifique. Malheureusement il n'en est pas ainsi et, en raison des perpétuelles retouches et des additions incessantes du vocabulaire, on en arrive — cela n'est que trop fréquent dans les discussions scientifiques — à ne plus se comprendre, même entre spécialistes.

Avant de fixer d'une façon plus complète le type qui nous intéresse, nous ne croyons pas inutile de nous arrêter un instant sur le mot qui l'exprime; ce mot présente une terminaison que le langage médical réserve le plus

souvent à une catégorie toute spéciale d'affections ; il risque par là de soulever des protestations qui n'ont d'ailleurs pas manqué de
se produire. Il convient donc de s'expliquer.

L'un de nous (1), répondant à une critique
de M. le D' Laborde, a indiqué, de la façon la
plus explicite, l'intention que cherche à traduire l'expression dont il revendique la pater-
nité : « Pour moi, dit-il, de même que la *morphinomanie* existe toutes les fois que, du fait
de l'usage même modéré, mais continu de la
morphine, le sujet présente les deux symptômes clinico-psychiques dont le premier en date
est l'*accoutumance à la morphine*, qui fait
naitre le second, *désir, besoin, manie de la
morphine* ; de même l'*alcoolomanie* existe toutes
les fois que, du fait de l'usage même modéré
mais continu de l'alcool, le sujet présente les deux
symptômes clinico-psychiques : *accoutumance
à l'alcool* et *désir, besoin, manie de l'alcool*.

Marquer une similitude, créer un parallèle
entre les manifestations primordiales de l'imprégnation alcoolique et de l'imprégnation

(1) Sapelier. *Tribune médicale*, 26 septembre 1900.

morphinique : telle est l'idée que représente ce terme d'alcoolomanie.

Il faut chercher tout d'abord si le mot sert bien réellement, avec la fidélité désirable, la pensée qu'il prétend contenir ; nous aurons ensuite à vérifier si cette idée elle-même trouve une confirmation suffisante dans l'observation rigoureuse des faits.

*
* *

En ce qui concerne la terminologie nosographique, il est bien certain que dans l'esprit des aliénistes « manie » implique un véritable état mental, un état délirant quel qu'en soit le degré. Bien mieux, « manie » tend à s'appliquer de plus en plus à ces impulsions périodiques, intermittentes, paroxystiques, que le Dr Magnan décrit chez les dégénérés sous le titre d'« impulsions syndromiques » et parmi lesquelles se place en première ligne la « dipsomanie ».

Dès lors, il est de fait que les mots « dipsomanie » et « alcoolomanie », jugés d'une façon rigoureusement identique, donneraient une idée singulièrement fausse de leur signification respective, car, si l'on prenait dans un sens exclusif leur terminaison commune, on serait tenté de croire que l'« alcoolomanie », elle aussi, vient se ranger dans la catégorie des « impulsions syndromiques » de Magnan, avec cette restriction qu'« alcoolomanie » s'opposerait à « dipsomanie » comme « alcool en particulier » s'oppose à « boisson en général».

Voilà qui s'éloigne singulièrement de notre conception.

Mais si l'équation précédente, basée sur la linguistique, tend à créer une équivoque relativement au sens du mot « alcoolomanie », il faut reconnaître qu'en plus d'un endroit, l'usage a su prévaloir contre les conventions les plus rigoureuses du vocabulaire et que les cas ne sont pas rares, où l'on applique à deux sens différents ou nuancés la même terminologie.

Nous n'en voulons pour preuve que les interprétations bigarrées du théoricien concernant le « morphinisme » et la « morphinomanie », ces deux termes que le praticien confond tous les jours avec une indifférence non dissimulée et un remarquable mépris des subtilités.

La plupart des aliénistes estiment que le mot « morphinisme » doit être prononcé quand l'intoxication morphinique ne traduit son action que par des troubles physiques, et que le mot « morphinomanie » doit être réservé aux cas où il existe des troubles psycho-sensoriels, délirants, impulsifs ou hallucinations. Telle est l'opinion de Pichon (1), de Rodet (2), de Levinstein (3) et de beaucoup d'autres.

Quelques-uns, au contraire, veulent englober dans le « morphinisme » tous les symptômes de l'intoxication chronique par la morphine. Pour eux, la « morphinomanie » devrait constituer un syndrome épisodique des dégénérés comparable à la « dipsomanie », une sorte de « dipsomanie morphinique », dont la représentation, il faut l'avouer, est plus théo-

(1) Pichon, *Le morphinisme*, 1890.
(2) Rodet, *Morphinomanie et morphinisme*, 1897.
(3) Levinstein, *La morphinomanie*, 1880.

rique que réelle, puisqu'il n'en existe aucune observation, au dire des auteurs eux-mêmes. Tel est cependant le desideratum énoncé par Magnan et Lancereaux.

En dépit de ces définitions rigoureuses, il n'en est pas moins vrai que, dans l'usage courant, le terme « morphinomanie » implique avant tout, ainsi que le fait observer Chambard (1), « le besoin de prendre de la morphine, compliqué de la nécessité d'en augmenter indéfiniment les doses ». C'est l' « opium-appetite » des Anglais, le « morphium-sucht » des Allemands.

Ainsi, tout en classant parmi les « impulsions syndromiques des dégénérés » la dipsomanie, la pyromanie, la kleptomanie, l'œnomanie et, d'une façon générale, les états désignés par des expressions comportant la terminaison « manie », il faut reconnaître qu'on s'entendra toujours sur la signification du mot « morphinomanie », qui, bien que relevant de la même terminologie, n'a pourtant de commun avec les états précédents que le besoin irrésistible et

(1) Chambard, *Les morphinomanes*, 1892.

l'impérieux désir, sans en avoir ni le caractère d'intermittence et de périodicité, ni la nature d'impulsion primitive et essentielle, ni la cause primordiale : une tare congénitale.

Pour concilier les choses, il suffit d'admettre que, dans un cas, le mot « manie » est pris dans son sens étymologique et scientifique, dans le sens de folie et même de folie épisodique, tandis que, dans l'autre cas, il est pris dans son sens banal et courant, dans le sens d'habitude anormale et obsédante.

S'il en est ainsi, nous pouvons dire que « l'alcoolomanie » est à « l'alcoolisme », ce que « la morphinomanie » est au « morphinisme », car ce que l'usage a consacré d'un côté, il n'y a aucune raison pour ne pas l'admettre de l'autre.

*
* *

Nous venons de justifier le mot ; il nous reste à défendre l'idée. Voyons s'il est possible d'établir un rapprochement entre les manifestations primordiales de l'imprégnation alcoolique et celles de l'imprégnation morphinique.

L'*alcool* et la *morphine* représentant deux types de substance euphorique, ce rapprochement semble légitime et les éléments ne manquent pas pour mettre en évidence les caractères similaires de ces deux poisons.

Dans les deux intoxications : même « phase d'initiation » pendant laquelle l'organisme se fait violence.

On revient au *verre* pour oublier quelque peine morale ou obéir à quelque préjugé stupide et pourtant on a éprouvé des nausées, lors des premiers exploits.

On revient à la *seringue* pour endormir quelque douleur physique ou suivre les conseils malencontreux de quelque prosélyte dépravé; pourtant les approches du poison n'ont pas toujours invité à y revenir; « en général (1), la première piqûre détermine un malaise qui n'a rien de tentant pour l'avenir et en éloigne à jamais certains malades. »

Puis, la perfide euphorie exerçant en traîtresse son influence néfaste, l'*alcool* et la *mor-*

(1) Guimbail, *Les Morphinomanes*, 1892.

phine se rencontrent encore sur le terrain nouveau de l'« accoutumance ».

Ce n'est plus pour calmer une névralgie, que le *morphinomane* se pique tous les jours, c'est pour obéir à un « besoin vital », suivant une expression de Charcot.

Ce n'est plus pour suivre la mode ou pour oublier que l'*alcoolomane* prend son verre quotidien, c'est pour travailler, c'est pour agir, c'est pour respirer, c'est pour vivre.

A peine éveillé, le *morphinomane* se sent pris à la gorge d'une indescriptible sensation de resserrement. Le vide indéfinissable qui se creuse en lui, l'inexprimable défaillance dont souffre tout son être, lui disent à quelle source il faut puiser. En tout hâte, n'importe où, n'importe comment, la seringue bienfaitrice accomplit son œuvre. Alors, comme par enchantement, se dissipe l'angoisse qui étreignait le morphinomane qui renaît à la vie.

Au lever, l'*alcoolomane* se sent la langue pâteuse et la parole embarrassée ; l'intelligence est lourde, la mémoire infidèle, le corps pesant, les membres tremblants. Ce malaise complexe invite l'alcoolomane à « se dérouiller ». C'est à son breuvage favori qu'il confie le soin de cette opération. Voici que les premières gorgées lui donnent déjà « du montant »; l'esprit se délie et le corps s'allège; plus de souffrances; le cortège de misères s'en est allé aux approches du philtre mystérieux qui verse dans les veines le bonheur et la vie.

Pour l'*alcoolomane*, de même que pour le *morphinomane*, le bilan physique et moral de la journée est à la merci du poison. Pas d'alcool ou pas de morphine : l'esprit est inquiet et l'estomac paresseux. C'est au *verre* ou à la *seringue* qu'il appartient de remettre notre homme en esprit et en appétit.

L'*alcoolomane* comme le *morphinomane*, sont dominés dans leur vie psychique par cette « neurasthénie spécifique » sur laquelle nous avons insisté et qui trouve sa révélation dans tous les actes de la vie journalière.

Qu'on les examine l'un et l'autre dans leurs rapports avec le monde ambiant, on y trouve cette nuance progressive d'indifférence et de négligence, qui se traduit par une absence de respect humain, en attendant qu'elle aboutisse à la perte du sens moral, car, en vertu d'un égotisme exagéré qui peut aller jusqu'à l'égoïsme morbide, les plus chères amitiés, comme les convenances les plus élémentaires, ne peuvent entrer en balance avec le besoin qu'ils se sont créé et qui préside en despote à toutes leurs déterminations.

Qu'on les examine l'un et l'autre dans leurs rapports avec eux-mêmes; on y trouve le même défaut de réaction, se traduisant par l'impossibilité de la lutte : ceux-là même d'entre eux qui tentent une résistance, parce qu'ils ont conscience de la déchéance progressive de leur personnalité, ceux-là même ne font bien souvent que se convaincre davantage de leur impuissance et compliquer leur situation d'une note de tristesse et de remords qui, se répercutant sur leur caractère, a pour conséquence de les rendre plus intolérables encore pour leur entourage.

Ajoutons à cela une même suggestibilité spécifique chez les deux types. Tous deux ont le culte idéalisé de l'appareil extérieur qui préside à l'assouvissement de leur fringale. Aussi bien que la *seringue*, le *verre* est investi en lui-même d'un pouvoir magique de fascination et l'infernal mirage qu'il exerce sur la mentalité de sa victime est comparable, de tous points, au phénomène de suggestion qu'exerce la seringue chez un adepte de la morphine et pour lequel on a créé le terme très explicite de « nygmatomanie ».

Si enfin, nous envisageons les accidents dits « d'abstinence » dans leurs plus graves manifestations, nous trouvons encore, entre les deux types d'imprégnation toxique, une remarquable analogie. Ne connaît-on pas, en effet, à côté du delirium tremens d'origine alcoolique par suppression de l'alcool, un « delirium tremens amorphinique » décrit par nombre d'auteurs ?

Quand nous aurons dit qu'*alcoolomane* et *morphinomane* également modifiés dans leur bilan physiologique, constituent, aussi bien l'un que l'autre, un terrain fort bien préparé pour l'éclosion des maladies générales, une proie tout indiquée pour l'infection, nous aurons

(1) Rodet, *loc. cit.*

esquissé les principaux traits d'un parallèle encore fort incomplet.

Au reste, la parenté que nous recherchons peut encore trouver son témoignage dans d'autres considérations.

Ne sait-on pas que l'alcool, pris d'une façon journalière, aggrave et renforce la morphinomanie? Jennings va même jusqu'à affirmer que « c'est surtout l'abus de l'alcool qui hâte l'apparition du morphinisme » et que « les morphinomanes abstentionnistes peuvent user et abuser longtemps de la morphine sans effets fâcheux » (1).

Ne voit-on pas aussi se réaliser le corollaire de la proposition précédente dans cet autre fait que l'alcool, comme la morphine elle-même, atténue, pour un temps et jusqu'à un certain point, chez les morphinomanes, les affres de l'abstinence morphinique?

Enfin, n'est-il pas vrai que les morphinomanes se livrent avec la plus grande facilité à la boisson, comme les alcooliques se livrent très

(1) Jennings, *Guérison de la morphinomanie sans souffrance.* 1902.

volontiers à la piqûre ? La fréquence de ces intoxications à bascule semble militer en faveur d'une sorte d'équivalence toxique entre les deux poisons.

Ainsi, question de degré et mode de pénétration du poison mis à part, l'*intoxication alcoolique* à doses régulières et répétées, semble bien agir dans le même sens que l'*intoxication morphinique*, avant d'exercer son œuvre de désorganisation et de destruction définitive sur les tissus.

En d'autres termes, l'*alcoolomanie* se calque sur la *morphinomanie*. Dans les lignes qui précèdent, nous croyons avoir justifié du même coup et l'idée et le mot.

*
* *

Lorsqu'on étudie un type morbide au point de vue clinique, on cherche, pour mieux fixer ses contours, à le différencier d'avec ceux qui s'en rapprochent plus ou moins, en vertu d'une analogie symptomatique quelconque.

Mais nous ne sommes pas ici sur le terrain

de la clinique proprement dite ; nous ne sommes pas non plus en présence de « symptômes » mais, plus exactement, en présence de « signes » et ces signes — « l'accoutumance à l'alcool et le besoin d'alcool » — ont un caractère de spécificité qui ne saurait guère laisser de place à l'équivoque.

Nous pensons, en conséquence, que chercher à établir un diagnostic différentiel de l'*alcoolomanie*, serait nous mettre en contradiction avec notre conception même, puisque nous envisageons les manifestations cliniques les plus précoces et les plus effacées, les rêves professionnels, les pituites matutinales, le tremblement des extrémités et tant d'autres symptômes encore, comme appartenant déjà à l'*alcoolisme chronique*, comme sortant, nous l'avons déjà dit, du domaine de l'*alcoolomanie*.

Par contre, nous ne jugeons pas inutile d'établir ici ce que l'on pourrait appeler un diagnostic comparatif, en cherchant à fixer la place de l'*alcoolomane* à côté et au milieu des victimes déjà connues de l'alcool : l'alcoolique insidieux de Glénard, l'ivrogne, l'alcoolique chronique, le dipsomane.

L'ALCOOLISME INSIDIEUX signalé et décrit par Glénard, est bien à tort assimilé par certains auteurs à l'alcoolisme latent de Ruyssen et de Jacquet, à notre alcoolomanie. L'alcoolisme insidieux est une variété de l'alcoolisme chronique de Huss et de Lancereaux ; il présente ceci de particulier qu'il ne se révèle par aucun signe, mais qu'un beau jour la constatation d'une affection organique fait découvrir que ladite affection a pour unique cause des excès alcooliques, qui jusque-là n'avaient donné lieu à aucune manifestation ni symptomatique, ni nosologique.

D'ailleurs, il suffit de suivre M. Glénard (1). « Sous le titre d'alcoolisme insidieux, je propose, dit-il, de distinguer une variété d'alcoolisme qui surprend et envahit l'organisme en cachant sa malignité sous la forme de signes ou de syndromes dans lesquels on ne reconnaît pas l'intoxication. De la sorte on ne sait pas dépis-

(1) Glénard, communication à la Société de médecine de Paris.

ter l'origine de ces signes ou syndromes, par conséquent, on ne retire pas de leur examen la véritable indication pour combattre l'intoxication dont ils sont les avant-coureurs ou les témoins. »

« L'alcoolisme *insidieux* se distingue de l'alcoolisme *latent* en ce que, dans ce dernier cas, l'intoxication ne se traduit encore par aucune manifestation morbide. Celle-ci ne se révélera que plus tard, soit par l'allure qu'elle donnera à quelque maladie intercurrente, soit par une des déterminations propres à l'alcoolisme *franc*. »

« Les signes et syndromes de l'alcoolisme *franc*, qu'il s'agisse de simples stigmates, tels que les rêves professionnels, les cauchemars, les crampes, les fourmillements, l'hyperesthésie cutanée et musculaire, etc., ou de maladies confirmées, telles que le catarrhe gastrique avec vomissements le matin au lever, le delirium tremens, la cirrhose atrophique ou hypertrophique du foie, etc., sont si caractéristiques que, dans bien des cas où ils relèvent d'une tout autre origine que l'alcool, on se croit, et c'est à tort, en droit d'incriminer tout de même des excès alcooliques non avoués par le malade. »

« C'est précisément le contraire avec les manifestations de l'alcoolisme *insidieux*, on en méconnaît la nature parce que, le plus fréquemment, elles relèvent d'une autre origine que des excès alcooliques. Ce sont, en effet, les maladies qu'on a groupées sous le nom de « maladies de la nutrition » et qu'on désigne sous les noms d'obésité, lithiases, diabète, goutte, etc., et diverses neurasthénies ou dyspepsies que je fais rentrer dans ce groupe. Ces maladies sont le plus généralement, et parfois à juste titre, imputées à une viciation héréditaire de l'organisme. Or je pense démontrer que, dans nombre de cas, ce peut être des maladies acquises, dont les excès alcooliques ont été la cause première et même dans la genèse desquelles rien n'autorise, à moins de commettre une pétition de principe, à faire intervenir la moindre prédisposition héréditaire. »

« Les maladies de la nutrition d'origine alcoolique sont fréquentes. On en peut juger par la proportion qu'on en rencontre dans une des stations thermales où convergent les maladies de la nutrition, à Vichy, par exemple. »

M. Glénard conclue en disant « qu'il importe que soient répandues les notions de tout un groupe nosologique relevant de l'alcoolisme, des dangers de l'alcoolisation à petites doses prolongées, de la perfidie avec laquelle ce mode d'alcoolisme s'installe dans un organisme pour détruire la santé et abréger la vie, de la nécessité dans toute maladie de la nutrition de dépister, lorsqu'il existe, l'alcoolisme. »

Au total, M. Glénard entend exprimer que les maladies dites diathésiques, le diabète, la goutte, l'obésité, la lithiase, qu'on impute le plus souvent à une viciation héréditaire de l'économie, sont, dans nombre de cas, des maladies acquises, dont les excès alcooliques ont été la cause première.

Il ne saurait donc exister la moindre confusion entre cet *alcoolisme insidieux* et l'*alcoolisme latent* auquel répond l'*alcoolomanie*.

L'IVROGNE personnifie la forme aiguë de l'intoxication. C'est l'intoxiqué temporaire sous l'action d'une dose massive et isolée. Partant, il peut être indifféremment un alcoolique, un dipsomane, un alcoolomane ou un sujet sain. En d'autres termes, l'ivrognerie, en tant qu'épisode, peut être un accident passager appartenant à l'un quelconque de ces quatre types, mais elle n'est l'accident nécessaire et obligatoire d'aucun d'eux.

L'ALCOOLIQUE personnifie la forme chronique de l'intoxication. C'est l'intoxiqué devenu taré sous l'action de doses massives ou légères mais toujours répétées. Il n'est pas forcément un ivrogne; il n'est un dipsomane que dans des cas tout particuliers et bien déterminés : mais on peut dire qu'en principe, il a toujours été un alcoolomane à une époque antérieure, pendant un laps de temps variable et à quelque degré que ce fût. Quand même il ne boit plus, l'alcoolique reste un alcoolique du fait des altérations organiques dont l'alcool a été le facteur étiologique.

Le DIPSOMANE est un congénital, dégénéré, impulsif, chez lequel le fait d'absorber de l'alcool est une manifestation de l'état pathologique originel de son système nerveux. Le dipsomane est buveur comme le kleptomane est voleur, comme l'œnomane est acheteur, comme le pyromane est incendiaire. Le dipsomane boit sans savoir pourquoi il boit; il boit sans plaisir, sans désir; il boit n'importe quoi, bon ou mauvais; il boit sans goûter ce qu'il boit.

A première vue « le besoin de boire » du dipsomane peut être confondu avec le « besoin d'alcool » de l'alcoolomane, c'est pourquoi nous croyons nécessaire de mettre en présence d'une façon plus étroite et plus rigoureuse ces deux types : le dipsomane et l'alcoolomane. Nous éloignerons ainsi plus sûrement de l'esprit du lecteur une confusion que la linguistique semble favoriser au premier abord.

Si nous envisageons « l'état de besoin » qui caractérise la *dipsomanie*, nous voyons qu'il est créé par un fonds de dégénérescence mentale préexistante.

Celui qui caractérise l'*alcoolomanie*, au contraire, peut apparaitre chez le premier venu. Que les nerveux et les débiles offrent un terrain prédisposé, parce qu'ils sont naturellement privés de leurs moyens de réaction, c'est chose fort admissible; mais, du lieu de moindre résistance à la tare congénitale et foncière, il y a un abîme.

Chez le *dipsomane*, « l'état de besoin » est primitif et sans genèse. Il est étranger à l'accoutumance, peut exister sans elle et en dehors d'elle. Le sujet, sans aucune cause déterminante et sous l'influence d'aucun élément étranger, boit comme il vole, comme il incendie, comme il tue.

Chez l'*alcoolomane*, au contraire, « l'état de besoin » est secondaire et acquis ; il a sa genèse dans l'accoutumance. Il a été créé artificiellement par le mécanisme de l'habitude, chez un sujet qui primitivement s'est déterminé avec son libre arbitre, avec la pleine autorité d'une volonté bien intacte, chez un sujet qui a bu de prime abord en toute sincérité de raison, en vue d'obéir à une intention qui, pour être vaine, malsaine ou stupide, n'en était pas moins une intention. Ce n'est que par la répétition de l'acte de boire que cet homme, se créant une seconde nature, a donné naissance à « l'état de besoin » et s'est transformé en un empoisonné chez qui l'empoisonnement est devenu le pain de vie.

« L'état de besoin » existe d'une façon continue et progressive chez l'*alcoolomane*, tandis qu'il se présente d'une manière intermittente chez le *dipsomane*. Contrairement à l'*alcoolomane*, le *dipsomane* est un malade parfaitement sobre en dehors de ses accès et il peut oublier l'alcool durant des semaines et des mois. A intervalles plus ou moins espacés, il est pris de véritables crises au cours desquelles l'influence irrésistible d'une force supérieure à sa volonté le pousse à boire malgré lui des doses souvent énormes d'alcool. Mais observez-le après l'orage, vous voyez un homme parfaitement raisonnable qui souffre des mécomptes que lui ont attirés ses fatales impulsions et demande à être guéri d'un mal qui, d'une façon périodique, vient apporter le désordre dans son existence.

Disons en passant que cet élément différentiel fait défaut chez les « pseudo-dipsomanes » décrits par M. le Dʳ Legrain (1) et qui, par le caractère continu ou subcontinu de leur état, se séparent des « dipsomanes vrais », tout en appartenant au même cadre psychopathique.

Le « besoin » du *dipsomane* est exclusivement psychique.

Celui de l'*alcoolomane* est psycho-somatique : il est l'expression, non point d'une simple impulsion de l'esprit, mais bien d'une nécessité physiologique, prenant naissance au plus profond de son être, engendrée, si l'on peut dire, au sein des éléments primordiaux de ses tissus et n'ayant son équivalent que dans les sensations de faim, de soif ou de sommeil.

Le « besoin » du *dipsomane* est fatal et les actes qui s'y rattachent sont le résultat d'une activité automatique de son cerveau.

Le « besoin » de l'*alcoolomane* n'est qu'impérieux. Les actes qui s'y rattachent, appartiennent encore au domaine des libres déterminations ; ils sont soumis au libre arbitre de celui qui les accomplit, mais ce libre arbitre exerce son contrôle sur des conditions psycho-

(1) Legrain, *Hérédité et Alcoolisme*, 1899.

physiologiques modifiées et il conclut par suite à des déterminations modifiées également.

Si nous voulons bien reconnaître que tous nos actes volitionnels réclament l'intervention d'une double faculté, la faculté de les concevoir et la faculté de les exécuter; si nous voulons bien chercher, d'autre part, ce qui fait l'irrésistibilité d'un désir, nous trouverons que cette irrésistibilité a sa source dans des conditions diamétralement opposées chez l'alcoolomane et chez le dipsomane et que c'est pour des raisons contraires que la volonté fait défaut, suivant qu'on envisage l'*alcoolomane* ou le *dipsomane*.

En effet, l'*alcoolomane* possède en principe toute sa puissance de coordination, mais c'est la force d'impulsion qui, du fait de l'intoxication, est en souffrance : les tendances motrices sont trop faibles pour se traduire par des actes. Chez le *dipsomane*, au contraire, c'est la faculté coordinatrice qui fait défaut congénitalement; la force d'impulsion est à son comble, mais elle se dépense tout entière au profit de l'automatisme.

Le « besoin » du *dipsomane* est purement impulsif et non légitimé par la conscience. Le dipsomane n'analyse pas son désir, il ne le détaille pas dans une perception nette et vraiment raisonnée; il le subit en bloc et l'on peut dire qu'il en est inconscient. Ce qui montre bien que sa conscience ne prend point la responsabilité de son désir, c'est que le malheureux, dans sa frénésie, boit aussi bien de l'alcool pur que de l'eau dentifrice ou une macération de pièces anatomiques. C'est assez dire qu'il a perdu toute direction de lui-même, tout contrôle de ses déterminations.

L'*alcoolomane*, au contraire, légitime son « besoin »; il en a la conscience intégrale et raisonnée. Il pense son désir et le pense librement.

En résumant ces considérations sur la psychologie pathologique de « l'état de besoin » comparé chez le *dipsomane* et l'*alcoolomane*, nous pouvons conclure :

« Le « besoin » du *dipsomane* est *primitif* et *intermittent*; il est *exclusivement psychique*; il est *impulsif* et *fat*

6

« Le « besoin » de l'alcoolomane est *secondaire* et *subcontinu*; il est *psycho-somatique*; il est *impérieux* mais *légitimé par la conscience.* »

.·.

Il nous paraît difficile de dire avec exactitude à quel moment débute l'*intoxication alcoolique latente* dont nous avons étudié les signes sous le nom d'*alcoolomanie*.

Ce que l'on peut avancer, c'est qu'il y a *alcoolomanie*, aussitôt que l'organisme, du fait d'un usage continu des boissons alcooliques, est entré dans une phase dont le premier terme est l'*accoutumance* à ces produits toxiques et le second, l'irrésistible *besoin* d'en user.

A plus forte raison, ne nous croyons-nous pas autorisés à définir par un chiffre la dose de toxique susceptible d'engendrer l'*alcoolomanie*.

Ce que l'on peut affirmer sans crainte, c'est que les doses réputées modérées dépassent très largement, dans la majorité des cas, les limites de la sage prudence.

Mais, en outre des variations complexes

imprimées par le mode d'emploi, la réparti-
tion, la quantité et la qualité du poison, il faut
encore tenir le plus grand compte des différents facteurs soulevés par la nature du terrain. N'est-il pas vrai que telle est la valeur
des susceptibilités individuelles, que pour
certains sujets, l'usage est déjà presque un
abus?

Si, maintenant, nous cherchons à établir la
ligne de démarcation qui sépare l'*intoxication
alcoolique latente* de l'*intoxication alcoolique
effective*, l'*alcoolomanie* de l'*alcoolisme chronique*, nous devons nous contenter de dire que
l'*alcoolisme chronique* n'est réellement constitué qu'à partir du jour où l'alcoolisé présente des troubles psycho-somatiques se traduisant par des « symptômes » et relevant de
la « clinique ».

Mais ces troubles peuvent apparaître d'une
façon précoce ou tardive ; ils peuvent affecter,
pendant un temps plus ou moins long, un
caractère de fugacité et de bénignité qui
forme trait d'union entre la simple modification fonctionnelle à élection nerveuse que

représente *l'alcoolomanie* et le processus de désorganisation définitive et générale que représente *l'alcoolisme chronique proprement dit*.

Là encore, il convient d'accorder aux idiosyncrasies toute l'importance qu'elles méritent et il faut prendre en considération, non seulement l'impressionnabilité propre des différents organes vis-à-vis du poison, mais encore, l'état d'intégrité plus ou moins parfait de l'appareil éliminateur.

Ainsi donc, rien n'est plus variable que la durée de cette *période latente* de l'intoxication chronique par l'alcool; rien n'est plus élastique dans ses proportions et ses limites que ce type de *l'alcoolomanie*.

A cet égard, il peut être donné de rencontrer tous les degrés d'une échelle dont il est facile d'imaginer les deux termes extrêmes : l'un de ces termes sera représenté par « l'alcoolique d'emblée » qui, sans avoir eu le temps de connaître « l'accoutumance » et le « besoin », est frappé sans préliminaire dans ses organes et ses appareils; l'autre sera représenté par

« l'alcoolomane à perpétuité » qui, conservant
l'intégrité relative de ses organes et les attributs superficiels de la santé, n'a jamais présenté d'autres signes qu'une «accoutumance
progressive à l'alcool» et un « besoin irrésistible d'en user», qui n'a jamais souffert que
d'un accident : celui d'être privé du poison
dont il a fait son unique source de vie.

CHAPITRE IV

THÉRAPEUTIQUE DE L'ALCOOLOMANIE. DONNÉES THÉORIQUES ET EXPÉRIMENTALES JUSTIFIANT LA RECHERCHE D'UN SÉRUM COMME AGENT THÉRAPEUTIQUE SPÉCIFIQUE DE L'ALCOOLOMANIE.

« Quand un fléau menace gravement la prospérité d'un pays, on doit l'attaquer dans ses racines mêmes et du même coup prévenir son extension. On doit diriger contre lui simultanément une médication radicale et des mesures prophylactiques. En un mot, on doit faire œuvre de thérapeute et d'hygiéniste. Le problème de l'alcoolisme se présente sous l'aspect d'une maladie endémique. L'alcoolisme est une maladie endémique au même titre que certaines affections microbiennes (tuberculose, syphilis) ; elle est telle en raison de sa contagiosité. L'agent spécifique qui, seul

ou combiné avec d'autres, pourrait l'atteindre
à la source même n'est pas encore connu (1). »

Ces paroles de Ch. Ruyssen sont la justifica-
tion de la recherche d'un remède radical
contre l'alcoolomanie, racine de l'alcoolisme.

L'étude que nous avons faite des deux éléments constitutifs de l'alcoolomanie, l'accoutumance et le besoin, l'exposé de ce type préclinique d'intoxication alcoolique, la comparaison que nous en avons faite avec les autres
types de victimes de l'alcool, semblent bien
faire prévoir *a priori* que c'est contre cette
seule forme de l'intoxication alcoolique qu'il
est possible de songer à lutter par un moyen
thérapeutique.

Mais avant d'aborder la thérapeutique de
l'alcoolomanie, il n'est pas inutile de dégager
les considérations générales qui, tant au point
de vue social qu'au point de vue médical,
viennent légitimer cette tentative thérapeutique.

Plaçons-nous d'abord sur le terrain social

(1) Ch. Ruyssen, *loc. cit.*

et considérons *l'alcoolomanie* en tant que « *mal social* ».

On s'exposerait à de graves erreurs si l'on voulait estimer les conséquences funestes de l'abus des boissons alcooliques d'après le nombre de cas d'alcoolisme chronique observés dans les différents pays et une lutte contre l'alcoolisme qui n'aurait en vue que les manifestations morbides des excès de boissons risquerait fort de demeurer stérile.

« Le véritable alcoolique, dit Ch. Ruyssen, celui-là-même qui constitue une perpétuelle menace pour la sécurité de ses semblables et la prospérité de la nation, c'est cet homme de très paisible allure qui, tous les jours, prend son apéritif, son digestif et son litre de vin. »

Quel peut être, en effet, au point de vue de la généralisation du fléau, le rôle d'un délirant dont les jours s'écouleront entre les murs d'un asile? Quel peut être celui d'un impotent, qu'une paralysie des deux jambes tient immobilisé sur un lit d'hôpital ?

Quelle influence sur la direction du courant peuvent exercer ces débris d'être humain, que des altérations organiques ont mis hors de combat ?

Ils sont individuellement parfaitement dignes d'intérêt pour eux-mêmes et nous nous devons à leur soulagement, car ce ne sont plus des buveurs, ce sont des malades. Mais, bien qu'étant légion, ils sont encore la minorité dans le monde des buveurs.

Les plus dangereux pour la société sont les buveurs en exercice, non point tant ceux qui font esclandre, que ceux dont le calme trompeur couvre les habitudes néfastes d'une parfaite apparence d'innocuité.

L'ivrogne, en décrivant des sinuosités sur le bitume des trottoirs, n'a certes pas la prétention de donner à la masse une leçon de tempérance, mais il faut avouer que le spectacle qu'il offre, tant moralement que physiquement, n'est guère constitué pour développer chez les autres le goût de la boisson.

Par contre, on parle volontiers, avec une admiration non dissimulée, de ces buveurs d'habitude qui, sans jamais avoir été gris, ont atteint l'âge le plus avancé, en consommant journellement des doses fort respectables d'alcool.

Ce sont ces exemples de fausse modération, de fausse innocuité surtout, qui sont éminemment responsables de la diffusion du mal. « On s'alcoolise tout en conservant les attributs d'un honnête homme, dit M. le Dr Legrain, mais en s'alcoolisant, on s'expose à devenir sans le savoir et sans le vouloir, un homme dangereux. »

Ceci est parfaitement vrai et il est permis d'ajouter qu'au point de vue d'un avenir social, le haut intérêt de la question réside moins dans le fait de devenir « un homme dangereux » pour soi-même et pour les autres, que dans le fait de s'acheminer, « sans le savoir et sans le vouloir », vers un semblable résultat.

Des deux phases que traversent ceux des membres d'une société qui se livrent à l'alcoolisme, la première a le privilège d'exploiter les illusions de cette société même, en laissant au poison qui la ruine le droit de se glorifier d'être son soutien et à l'affection qui la ronge celui de s'étaler aux yeux de tous avec les apparences de la santé.

La première est la phase sociale par excellence. L'INTOXICATION ALCOOLIQUE LATENTE. L'ALCOOLOMANIE VOILA LE PÉRIL SOCIAL. C'EST CONTRE L'ALCOOLOMANIE PÉRIL SOCIAL QU'IL FAUT LUTTER. ÉTABLIR LA THÉRAPEUTIQUE DE L'ALCOOLOMANIE SERA FAIRE DE SAINE PROPHYLAXIE SOCIALE.

*
* *

Au point de vue médical, si l'intérêt pratique s'attachant à une situation morbide est d'autant plus légitime que cette situation se montre plus radicalement et plus foncièrement curable, on reconnaitra que parmi les victimes de l'intoxication alcoolique, l'alcoolomane parait bien mériter au premier chef l'attention du clinicien thérapeute. Nous allons démontrer que c'est seulement en s'attaquant à l'alcoolomane et au seul alcoolomane que le thérapeute peut faire œuvre utile.

Certes, de nombreux moyens thérapeutiques ont été préconisés et essayés pour empêcher les gens de boire, mais il faut reconnaître que, jusqu'ici, ces moyens radicaux plus ou moins vantés ont tous piteusement échoué; aussi, persuadé qu'aucune pharmacopée ne saurait guérir du mal de boire, le thérapeute a donné procuration pleine et entière à l'hygiéniste ou plutôt à l'hygiéno-moraliste.

Il nous paraît inutile de passer ici en revue tous les moyens thérapeutiques qui ont été successivement préconisés contre l'alcoolisme; nous nous contenterons de faire remarquer que tous, sans distinction, encourent le même reproche, à savoir que chacun d'eux a été présenté comme une panacée s'adressant indistinctement à toutes les formes, à tous les modes, à tous les degrés de l'alcoolisation.

Or, de l'étude comparative que nous avons faite dans le chapitre précédent, il résulte :

1° que le dipsomane est un dégénéré impulsif primitivement victime de la tare originelle de son système nerveux et, secondairement seulement, victime de l'alcool; que la raison pour laquelle il boit ressort à sa tare nerveuse et non à l'intoxication; que c'est enfin la tare nerveuse et non l'intoxication qu'il faut soigner chez le dipsomane.

2° Que l'alcoolique de Huss et de Lancereaux et l'alcoolique insidieux de Glénard. sont, du fait de leurs altérations organiques produites il est vrai par l'alcool, des malades justiciables avant tout des thérapeutiques spéciales aux diverses maladies organiques qu'a pu développer l'intoxication.

3° Que l'ivrogne est : ou un homme sain intoxiqué accidentellement, ou un intoxiqué aigu et primitivement ou dipsomane ou alcoolique chronique ou alcoolomane ; qu'il ne représente pas un type morbide spécial et qu'il ne peut servir de point de départ pour l'établissement d'une thérapeutique.

4° Que l'alcoolomane est bien, par contre, le type de l'intoxiqué, chez lequel le toxique n'a pas encore eu le temps de produire de lésions organiques, de l'intoxiqué uniquement en puissance de poison, puissance qui se traduit par l'accoutumance et le besoin. Mais l'alcoolomane d'aujourd'hui est l'alcoolique de demain ; or demain, quand les lésions organiques seront établies, il sera trop tard et c'est quand il en est temps encore qu'il faut agir.

C'est donc à l'alcoolomane, à l'alcoolomane seul, qu'il faut offrir le moyen thérapeutique qui le délivre de son poison, véritable tyran. Entreprendre la cure de l'alcoolomanie sera donc entreprendre la prophylaxie de l'alcoolisme.

Ces considérations démontrent clairement que, tant au point de vue social qu'au point de vue médical, il est, d'une part, illogique de présenter un même remède comme efficace contre toutes les manifestations, toutes les formes et tous les degrés de l'intoxication alcoolique et que, d'autre part, il est légitime de diriger une tentative thérapeutique contre l'alcoolomanie à l'exclusion des autres formes et degrés de l'intoxication alcoolique.

*
* *

Une nouvelle question se pose et doit être résolue avant d'aller plus loin.

Quel doit être en principe le mode d'action d'un agent thérapeutique prétendant enrayer l'alcoolisation dans sa source même? Quel serait le postulatum d'un acte thérapeutique dirigé contre le mal dans son évolution naissante chez l'individu, alors que l'alcoolisme encore à l'état *latent* ne se révèle que par le syndrome de l'*alcoolomanie*?

Le mode d'action de cet agent spécifique, le postulatum de cet acte thérapeutique devrait résider dans la suppression des deux termes constitutifs du syndrome morbide, « l'accoutumance » et le « besoin », ou, ce qui revient au même, dans la restitution des deux termes constitutifs de l'état de santé : « l'into lérance » et le « dégoût ».

Comment obtenir ce retour en arrière?

Lorsque nous avons étudié « l'état prime », nous avons insisté sur ce fait que les manifestations de la vie psychique ont leurs racines dans la vie organique et nous avons dit, en particulier, que si le dégoût émane d'un acte cérébral comme l'appétence dont il est l'antinomie, il a sa souche dans un phénomène biologique, parce qu'il se trouve formellement lié à la nature de son objet et aux effets organiques que provoque cet objet, de sorte qu'il y a un rapport étroit entre la protestation psychique de l'individu et l'attitude défensive de son organisme.

Puis, étudiant « l'état second », nous avons vu que ce qui est vrai pour l'homme sain l'est également pour l'homme soumis à l'intoxication chronique par l'alcool. Nous nous sommes attachés à montrer que l'habitude de boire n'est pas une simple mentalité et que, dans l'alcoolisation progressive, il faut accorder une part importante à l'élément physiologique.

Or, de même que l'élément psychologique et l'élément physiologique ont produit l'un sur l'autre un mutuel entraînement, de même ils peuvent mutuellement s'entr'aider à réagir.

Nous ne devrons donc point négliger le rôle de cet élément physiologique lorsque nous essayerons de remonter le courant; ce n'est pas en cherchant à établir « un dégoût mental » par une éducation mentale, mais bien en cherchant à rétablir le « dégoût instinctif » par une réhabilitation de l'état de nature physiologique que nous devrons nous efforcer d'agir.

L'organisme possédait, primitivement et normalement contre l'alcool, un système de défense à manifestations multiples que traduisait le « dégoût instinctif ». Ce dégoût a disparu, secondairement et pathologiquement, pour faire place à « l'accoutumance » et au « besoin ».

Or, « l'accoutumance » n'est que la traduction d'un défaut de réaction, le témoignage d'un état adynamique du système de défense ; le « besoin », qui la complique à un moment donné, se recommande également de l'hypotonalité de plus en plus marquée de l'énergie nerveuse, hypotonalité qui s'est accentuée au point de créer un « état second » de l'organisme, en vertu duquel le sujet ne peut plus se passer de l'excitant factice qui lui donne la vie.

Partant, si nous voulons ramener le buveur aux conditions premières dans lesquelles la nature l'a établi et dont une éducation-perversion l'a déplacé, nous devrons chercher une médication qui soit susceptible de rendre au système nerveux de la vie végétative ses réflexes de défense et au système nerveux supérieur son dégoût, ce qui est tout un.

AUTREMENT DIT, REFAIRE DU BUVEUR UN « INS-
TINCTIF PHYSIOLOGIQUE » EN RENDANT AUX CEL-
LULES NERVEUSES LEUR VITALITÉ ÉPUISÉE ET EN
LES METTANT PAR LÀ MÊME EN ÉTAT DE RÉAGIR
CONTRE LA SUBSTANCE TOXIQUE COMME À LA
PREMIÈRE ABSORPTION, TEL EST LE POSTULATUM
D'UN ACTE THÉRAPEUTIQUE S'ADRESSANT À LA
PHASE INITIALE DE L'INTOXICATION ALCOOLIQUE
CHRONIQUE, À L'ALCOOLOMANIE.

Nous allons voir qu'il est possible de répondre à ce postulatum, en empruntant aux produits de réaction de l'organisme, un remède physiologique et naturel entre tous, puisqu'il émane de la physiologie même et de la nature même.

*
* *

La loi de la lutte pour l'existence n'a pas seulement sa révélation dans le commerce des êtres vivants; elle ne se traduit pas seulement par les phénomènes palpables qui commandent la sélection naturelle et l'évolution de ces êtres vivants. Il existe dans chacun de ces êtres un monde d'infiniment petits qui se gouverne et s'agite en s'inspirant de cette même loi. Chacune de nos cellules combat pour sa conservation, lutte pour son propre compte; certains phénomènes d'élaboration cellulaire, insuffisamment connus mais dont l'étude est pleine de féconde promesses, nous disent assez hautement que la matière vivante, menacée dans son intégrité, porte avec elle et en elle ses moyens de défense.

Ce sont ces moyens de défense que la science moderne a su mettre à contribution dans l'œuvre déjà immense, bien qu'à peine ébauchée, de la sérothérapie.

Or, si l'on veut bien se rappeler le caractère qu'on tend à prêter de plus en plus à l'action des sérums antitoxiques en général, si l'on veut bien admettre, avec M. le Dr Charrin (1), qu'ils agissent par un mécanisme essentiellement physiologique, en actionnant les différents appareils de l'économie et en incitant ces appareils à réagir contre l'effet des toxiques ou des toxines, il ne semblera ni étrange ni irra-

(1) Charrin, in *Traité de Médecine*, Charcot-Bouchard, It., p. 266.

tionnel d'appeler l'action adjuvante d'un sérum antiéthylique contre des manifestations qui sont précisément le témoignage d'une déchéance fonctionnelle, d'une défaillance physiologique de l'organisme.

Cette hypothèse parfaitement logique en elle-même a-t-elle déjà tenté les expérimentateurs? Y a-t-il seulement des faits qui montrent qu'elle n'est pas dénuée de tout fondement?

*
* *

Il n'y a pas quinze ans que les constatations expérimentales de Richet et Héricourt, de Raynaud, de Rondeau et d'Ogata, faisaient prévoir les conclusions futures de celles de Behring et de Kitasato.

Le rôle des sérums devait prendre avec ces dernières une importance définitive dans la lutte contre les poisons microbiens du tétanos et de la diphtérie et s'assurer, suivant toute probabilité, l'avenir thérapeutique des infections en général.

Mais de l'infection à l'intoxication il n'y a

qu'un pas. Disons mieux : c'est à l'intoxication que ressortit l'infection.

En 1890, le professeur Bouchard exposait, au centenaire de la Faculté de Montpellier, puis au Congrès de Berlin, la part qui revient aux troubles de la nutrition provoqués par les poisons microbiens dans les accidents graves ou mortels des maladies infectieuses et dans l'immunité conférée par ces maladies : « L'action des microbes sur la nutrition s'exerçant par l'intermédiaire de leurs sécrétions, disait-il, cette action est tout à fait comparable à celle des poisons minéraux et organiques et c'est, en définitive, à l'intoxication que ressortissent les troubles de la nutrition dans les maladies infectieuses. »

Le professeur Debove, dans sa leçon d'ouverture sur l'alcoolisme, nous conduit plus directement encore vers le but que nous voulons atteindre. Après avoir dit qu'un empoisonnement peut être l'œuvre d'une substance minérale ou organique, comme celle d'un produit de sécrétion microbienne et que le domaine des intoxications s'étend par là même à plus d'une moitié de la médecine, il ajoute : « Je commencerai par la forme la plus répandue, dont l'agent n'est que trop connu, par l'alcoolisme, dont l'étude nous offrira une sorte de schéma auquel il sera intéressant de comparer l'intoxication des maladies infectieuses. »

Puisqu'il est juste d'établir un rapprochement entre les infections et les intoxications et puisqu'on admet, d'autre part, que l'immunité obtenue par l'administration répétée de doses croissantes de toxine microbienne réside dans la formation d'une antitoxine, on peut se demander, par analogie, si l'accoutumance aux poisons non microbiens n'entraîne pas, elle aussi, la formation d'une substance antitoxique dans le sérum de l'animal intoxiqué.

C'est précisément ce que vérifie l'expérience.

Les travaux de MM. Roux, Borel et Besredska, publiés dans les *Annales de l'Institut Pasteur*, montrent qu'il est possible de provoquer la production de substances antioxiques chez un animal accoutumé au poison, qu'il s'agisse de poisons d'origine animale, végétale ou minérale.

Ehrlich (1) habitue un animal à des doses progressivement croissantes de ricine et d'abrine et, avec le sérum de son sang, il réussit à rendre réfractaires par rapport à ces toxi-albumines végétales les lapins et les souris. Il montre même que ce sérum diminue notablement la toxicité de la ricine et de l'abrine, lorsqu'on fait un mélange *in vitro* et il conclut à l'existence de véritables anti-toxines.

Kaufmann (2) indique qu'on peut accoutumer l'organisme au venin des serpents dont la nature est à rapprocher de celle des toxi-albumines végétales. Phisalix et Bertrand (3) d'une part, Calmette (4) d'autre part, recueillent un sérum antivenimeux qui confère l'immunité aux animaux et ces importants résultats sont encore confirmés par les recherches plus récentes de Fraser (5).

(1) Ehrlich, Untersuchungen über Immunität (*Deutsche Woch.*, 1891).
(2) Haufmann, *Du venin de la vipère*, 1889.
(3) Philasix et Bertrand, *Soc. biol.* Paris, 1893, 1894, 1895.
(4) Calmette, *Le venin des serpents*, 1895.
(5) Fraser, *British med. journ.*, 18 avril 1896.

Dans le groupe des alcaloïdes végétaux, les expériences de Roger (1), Robecchi (2), Giacosa (3) sur le curare et la strychnine, celles de Claisse et Brouardel sur la strychnine et l'aconitine restent peu concluantes.

Par contre, Fubini (4) confère aux cobayes, grâce à l'accoutumance, une résistance notable aux sels de morphine et il montre le pouvoir antitoxique de leur sang.

Gioffredi (5) à son tour, parvient à faire supporter à des chiens des doses de morphine supérieures de beaucoup à la dose mortelle minima et il insiste, comme Fubini, sur l'existence des antitoxines.

Arnozan (6) confirme encore ces données en montrant que le morphinisme chronique expérimental du lapin donne au sérum de l'animal en expérience un pouvoir antitoxique capable de protéger le lapin normal contre une dose

(1) Roger, *Congrès de médecine de Nancy*, 1896.
(2) Robecchi, *Giorn. d. r. Acc. di med. di Torino*, 1895.
(3) Giacosa, *Giorn. d. r. Acc. di med. di Torino*, 1891.
(4) Fubini, *Giorn. d. r. Acc. di med. di Torino*, 1895.
(5) Gioffredi, *Gazetta degli ospedaletti delle cliniche*, 1897.
(6) Arnozan, in *Thèse Brusau*. Bordeaux, 1899.

de morphine notablement supérieure à la dose mortelle.

M. L. Hirschlaff (1) vient de constater, pour son propre compte et sans connaître à ce moment les recherches de ses prédécesseurs, qu'en soumettant un animal à l'action de doses progressivement croissantes de morphine, on obtient un sérum analogue aux sérums anti-toxiques d'origine bactérienne, pouvant immuniser des animaux sains à l'égard des doses mortelles du même alcaloïde. En plus de ce qu'avaient observé ses prédécesseurs, notre confrère allemand a obtenu, dans un cas d'empoisonnement par l'ingestion de 8 grammes environ de teinture d'opium, une guérison rapide après injection de 6 centimètres cubes de ce sérum antimorphinique. Il a pu aussi — fait encore plus intéressant au point de vue pratique et qui est la confirmation des faits que nous exposons et des théories que nous soutenons — il a pu faire supporter sans difficultés à des morphinomanes, grâce aux injections de

(1) *Berlin. klin. Woch.*, 8 et 15 décembre 1902.

son sérum, la suppression progressive ou brusque de leur poison habituel.

Enfin, dans le groupe des poisons minéraux, Ajello prétend que le sérum des animaux, auxquels on a injecté des doses progressivement croissantes de sublimé, retarde la mort par ce poison.

Bouchard annonce que les animaux ayant reçu des sels de potasse peuvent fournir un sérum capable de lutter contre l'action de ces sels.

Encouragés par ces données, il était tout naturel que les expérimentateurs portassent leurs vues sur l'alcool.

A la séance du 23 mars 1896, M. le Dr Toulouse rapportait à la Société de biologie une observation déjà pleine d'intérêt : «... J'ai eu l'idée de faire pour les intoxications ce qu'on a déjà fait pour les infections, c'est-à-dire de chercher des sérums doués de qualités anti-toxiques.

« Partant de cette idée que certaines maladies infectieuses, la variole par exemple, en se développant chez un sujet, rendait ses humeurs réfractaires à une nouvelle atteinte du poison varioleux, j'ai pensé que l'intoxication à haute dose par l'alcool devait éveiller une défense de l'organisme et, peut-être, la sécrétion de produits capables de s'opposer d'une manière quelconque à l'action de ce toxique.

« Il était intéressant de rechercher si le sérum d'un animal fortement alcoolisé pourrait manifester ces qualités biologiques. J'ai fait absorber à deux chiens 40 grammes d'alcool éthylique par jour durant une semaine, puis j'ai recueilli leur sérum que j'ai employé sur un individu atteint de délire alcoolique aigu, avec tremblement, sueurs profuses et hallucinations violentes.

« En vingt-quatre heures et en trois fois, j'injectai 24 centimètres cubes de sérum.

« Dès le lendemain, la fièvre tombait, et le malade retrouvait son calme et sa lucidité (1) .»

Cette observation invitait à de nouvelles recherches.

(1) Toulouse, *Société de biologie*, 23 mars 1896.

Mais, tout d'abord, il s'agissait de savoir si le résultat favorable des injections devait être attribué à une antitoxine spéciale ou à l'action du sérum en tant que sérum.

D'autre part, il était permis de se demander, s'il n'eût pas été préférable, pour de semblables recherches, d'immuniser un animal en commençant par le soumettre à de petites doses d'alcool et d'élever progressivement ces doses par la suite, plutôt que d'administrer le poison pendant peu de jours et en quantité brusquement excessive.

Le professeur Maramaldi vint confirmer les recherches de Toulouse en résolvant cette double question.

Il opéra sur des chiens en leur faisant absorber l'alcool au moyen de la sonde œsophagienne, à dose modérée et pendant un temps assez long.

Il saigna les animaux immunisés, recueillit leur sérum et en fit des injections intra-péritonéales, intra-veineuses et sous-cutanées à d'autres chiens non immunisés, auxquels il venait de faire absorber, quelques minutes auparavant, au moyen de la sonde œsophagienne, des doses plus que mortelles d'alcool.

L'expérimentateur, après avoir fait des épreuves comparatives avec le sérum d'un sang normal, montra que ce dernier n'avait aucun pouvoir d'augmenter la résistance organique par rapport à l'alcool et moins encore d'expliquer une action curative dans un empoisonnement aigu. Cette réserve faite, Maramaldi croit devoir émettre de la façon la plus formelle les conclusions suivantes :

« 1° Il est possible de conférer au chien une véritable immunité pour l'alcool, en lui donnant des doses progressivement croissantes de ce poison, jusqu'à lui faire tolérer des doses très élevées ;

« 2° Le sérum du chien immunisé pour l'alcool contient des antitoxines capables de neutraliser l'action toxique d'une dose d'alcool plus grande d'un quart que la dose mortelle minima (1). »

(1) Maramaldi, *Giorn. intern. della scienze mediche*, 15 septembre 1898.

Les expériences précédentes, hâtons-nous de le dire, ne répondent nullement d'une façon directe au postulatum que nous avons formulé, puisqu'elles cherchent à combattre, non point les manifestations de la phase primordiale et latente d'une intoxication chronique, mais les accidents graves ou mortels d'une intoxication aiguë.

Mais de ces expériences, nous dégageons un trait capital, que nous utiliserons tout à l'heure. Retenons-le : *L'immunité d'un organisme pour l'alcool, immunité relative, obtenue par l'administration de doses croissantes de poison, s'accompagne de la formation d'une substance ayant les caractères biologiques d'une antitoxine dans le sang de l'animal immunisé.*

Cette substance antitoxique, qui tend à atténuer les effets d'une intoxication aiguë dans les expériences de Toulouse et de Maramaldi, ne peut-on pas l'utiliser contre les manifestations primordiales de l'intoxication chronique et, en particulier, ne peut-on pas l'employer à lutter contre la défaillance du système nerveux dont témoignent « l'accoutu-

mance » et « le besoin », les deux termes
constitutifs de l'*alcoolomanie* ?

** **

A ces données expérimentales d'ordre scientifique rigoureusement pur, il faut ajouter les
données suivantes.

Il nous a été rapporté par un confrère russe
que, dans la petite Russie, pour guérir un
ivrogne et le dégoûter de la boisson, les paysans
ont coutume de griser un cheval, de recueillir
sa salive et de la faire absorber au patient. Cet
usage populaire semble indiquer l'existence
d'une antitoxine alcoolique dans la salive de
l'animal alcoolisé mais la question demanderait
confirmation expérimentale et scientifique.
Nous ne la signalons qu'à titre de curiosité.

En 1899 un journal de pharmacie (1) rapportait que Frédéric W. d'Evelyn de San-Francisco
alcoolisait un cheval avec du whisky pendant
quelques jours, le saignait, puis plongeait dans
le sang des disques de papier chimiquement

(1) *Répertoire de pharmacie*, 1899, p. 42.

pur, cuisait ces disques à une température très
élevée et les appliquait sur le derme mis à nu
par grattage. L'expérimentateur prétendait
opérer la conversion des buveurs et agir d'une
façon préventive contre le développement de
l'alcoolisme.

**

Tels sont les faits expérimentaux, aussi bien
empiriques que scientifiques, qui autorisent
à chercher dans la sérothérapie l'agent thérapeutique contre l'alcoolomanie. La théorie est-
elle d'accord avec les expériences ?

Au point de vue théorique est-il possible de
justifier la recherche d'un sérum comme agent
thérapeutique spécifique de l'alcoolomanie ?
Autrement dit, est-il possible d'expliquer la
formation, dans le sang d'un animal alcoolisé,
d'une substance se présentant avec les propriétés biologiques d'une antitoxine ?

S'il est vrai que l'intoxication par les poisons minéraux et organiques et par l'alcool en
particulier, est assimilable à l'intoxication par
les poisons microbiens, s'il est vrai que l'or-

ganisme réagit en présence des premiers comme en présence des seconds et que le fait capital de cette réaction, au point de vue biologique, est la production d'une antitoxine. C'est en cherchant à pénétrer dans les phénomènes intimes de ce mode réactionnel que nous trouverons l'explication désirée.

L'action spécifique des antitoxines est un phénomène tellement singulier que pour légitimer les rapports intimes qui existent entre les toxines et les antitoxines correspondantes, on a cru devoir considérer les premiers comme les substances mères des secondes.

Mais cette opinion soulève de nombreuses objections.

Tout d'abord, elle ne peut expliquer l'énorme disproportion entre la quantité de toxine incorporée et celle de l'antitoxine qui en résulte. N'est-il pas vrai qu'en introduisant dans un organisme une dose déterminée de poison, on peut obtenir une quantité d'antitoxine susceptible de neutraliser une quantité incomparablement plus grande de substance toxique?

D'autre part, elle ne peut rendre compte de

la différence qui existe entre l'immunité active
et l'immunité passive. Ne sait-on pas, en effet,
que lorsqu'on confère à un animal l'immunité
active, celle-ci peut persister des années, tandis que lorsqu'on lui fournit une antitoxine
hétérochtone, dans le but d'obtenir l'immunité
passive, cette antitoxine ne semble faire dans
l'organisme qu'un séjour limité ?

Cette différence n'existerait pas si l'antitoxine n'était autre chose que de la toxine
transformée, car en pareil cas, le mode d'action de la substance immunisante resterait le
même quel que soit son mode de production.

Tout s'explique au contraire, si l'on admet
que la production d'antitoxine est fonction
sécrétoire des cellules et si l'on suppose que,
dans l'immunité active, les tissus impressionnés engendrent par eux-mêmes et d'une façon
permanente de la substance antitoxique, au
fur et à mesure que celle-ci est utilisée.

Les expériences de Roux et Vaillard confir-
ment d'ailleurs l'existence de cette production
incessante d'antitoxine par les cellules de
l'organisme.

Chez un animal dont le sang présentait une teneur constante en antitoxine et qui fut privé de la plus grande partie de sa masse sanguine au moyen de saignées répétées coup sur coup, ces auteurs ont vu le taux de la substance immunisante atteindre rapidement le niveau antérieur, fait qui ne se serait pas produit, si l'antitoxine dérivait véritablement de la toxine, dont les dernières traces avaient depuis longtemps disparu de l'organisme.

Les expériences de Salomonsen et Madsen parlent encore dans le même sens.

Ces auteurs ont montré que, chez un animal auquel on a conféré une immunité active, la teneur du sang en antitoxine peut être augmentée sous l'influence de substances ayant pour effet de stimuler la fonction sécrétoire des cellules, telle la pilocarpine.

Nous sommes donc amenés à penser que les antitoxines, ces substances spécifiques et en apparence si hétérogènes par rapport à l'organisme, ne sont autre chose que des produits de l'activité cellulaire.

Mais le rapport spécifique qui les unit à

leurs toxines correspondantes, n'en devient que plus étrange et demande une explication.

Cette explication, nous la trouvons dans l'ingénieuse théorie exposée en 1899, par le professeur Ehrlich à l'inauguration de l'Institut royal de thérapeutique expérimentale de Francfort.

Ehrlich comparant le protoplasma cellulaire aux groupements moléculaires qui semblent exister dans certains composés chimiques, admet que toute molécule protoplasmique possède un groupement central nécessaire à la vie de l'élément, autour duquel se trouvent des « chaines latérales » ou récepteurs, qui peuvent être modifiés sans que la cellule soit détruite.

Ce sont ces « chaines latérales » ou ces récepteurs qui, en vertu de leurs affinités chimiques, attirent et fixent certains principes en dissolution dans les humeurs et interviennent ainsi dans les opérations nutritives de la vie cellulaire.

Or, on peut imaginer que les cellules susceptibles de se laisser impressionner par une toxine, renferment des « chaines latérales »

présentant une grande affinité chimique à
l'égard de cette toxine.

Toute « chaîne latérale » qui présente cette
affinité possède un groupe d'atomes dans lequel vient se fixer « comme une clef dans sa
serrure » un complexus atomique correspondant du poison.

Mais une fois que cette fixation s'est produite et que le « groupe haptophore » — c'est
ainsi que l'auteur désigne ce complexus atomique — est bien ancré dans la cellule, la
« chaîne latérale » qui est intervenue dans ce
processus, ne peut plus exercer son rôle habituel, c'est-à-dire attirer et emmagasiner les
substances nutritives : elle se trouve en quelque sorte amputée relativement aux exigences
physiologiques de la cellule.

Dès lors, cette dernière, pour récupérer ses
fonctions normales, se trouve dans l'obligation de créer à nouveau les chaînes latérales
qui n'existent plus au point de vue fonctionnel ; et comme, d'après la « loi de Weigert », il
s'opère pour ce genre de régénération, non pas
une simple « compensation » mais une véri-

table « surcompensation » des éléments perdus, il en résulte que, si l'on charge constamment de toxine ces « chaines latérales » de nouvelle formation, la cellule sera pour ainsi dire entrainée à la production exclusive et en excès des « chaines latérales » en question.

Finalement le nombre de ces chaines devient tellement considérable qu'il occasionne une surcharge préjudiciable à la cellule, surcharge dont celle-ci ne peut se défaire qu'en « débordant » en quelque sorte et en déversant une partie de ces groupes nouvellement formés, à l'instar d'une cellule glandulaire sécrétoire.

En vertu de leur origine même, les « chaines latérales » mises en liberté renferment un groupe atomique doué d'affinité à l'égard de la toxine et susceptible de détourner cette dernière des organes particulièrement affectés par le poison.

Ce sont ces « chaines latérales » libres qui représentent l'antitoxine.

Dans cette manière de voir, il peut paraitre étrange, au premier abord, d'assimiler les toxines à des substances nutritives. Mais il faut bien comprendre que la toxicité des toxines n'est pas due au même complexus atomique qui fixe le poison d'après le type de l'«emmagasinement nutritif» et auquel on a donné le nom de « groupe haptophore »; elle est due à un autre groupe atomique, le groupe « toxophore ».

La formation d'antitoxine serait donc absolument indépendante de l'action des éléments « toxophores »: l'on en trouve la preuve dans ce fait qu'on peut produire des antitoxines au moyen de poisons atténués, c'est-à-dire modifiés de telle sorte qu'il n'exercent plus d'action nocive. Dans les produits ainsi modifiés et désignés sous le nom de « toxoïdes », le groupe « toxophore » est détruit, tandis que le groupe « haptophore », producteur de substance immunisante, s'y trouve conservé dans toute son intégrité.

La théorie d'Ehrlich, formulée d'abord comme simple hypothèse, semble confirmée aujourd'hui par les recherches de Wasserman sur l'action antitoxique du système nerveux.

Cet auteur a pu se convaincre, en effet, que

le cerveau de cobaye broyé avec de l'eau stérilisée ou avec une solution de chlorure de sodium et injecté en mélange avec des doses plusieurs fois mortelles de toxine tétanique, neutralise l'influence de cette dernière et préserve contre le tétanos les animaux les plus sensibles à cette affection.

Il semble bien d'après cela que le système nerveux central exerce, par l'intermédiaire de ses éléments cellulaires, un rôle tout à fait analogue à celui de l'antitoxine obtenu artificiellement, ou, ce qui revient au même, il semble bien que le système nerveux central, par l'intermédiaire de ses éléments cellulaires, se comporte comme un organe sécréteur d'antitoxine, ce qui donne une confirmation à la théorie d'Ehrlich et tend à faire de cette théorie autre chose qu'une simple vue de l'esprit.

Ces données étant acquises, rien n'est plus aisé que d'en faire l'application à l'alcool.

Pour cela, il suffit d'admettre que les cellules nerveuses susceptibles de se laisser impressionner par la toxine alcoolique, renferment des « chaines latérales » présentant une affinité chimique pour ce poison.

Ces éléments hypothétiques ayant attiré et fixé la toxine, la cellule, pour récupérer ses fonctions normales, se trouve dans l'obligation de créer à nouveau les « chaines latérales » qui n'existent plus pour elle au point de vue physiologique.

Les pertes sont donc remplacées, mais la cellule est entrainée à la surproduction des « chaines latérales » en question.

Ces « chaines latérales » produites en excès sont mises en liberté et comme, en vertu de leur origine, elles renferment un groupe atomique doué d'affinité à l'égard de la toxine alcoolique, elles sont capables de détourner cette dernière des organes particulièrement affectés par l'alcool et elles représentent l'antitoxine spécifique ou « antiéthyline ».

De même que nous avons vu les expériences de Wasserman apporter leur appui à la théorie générale d'Ehrlich, de même l'application par ticulière de cette théorie à l'alcool, trouve un confirmation dans les travaux de Gioffredi.

8.

Ces travaux montrent avec évidence qu'on augmente la sensibilité de la grenouille à l'alcool en lui extirpant le cerveau, si bien que les doses ne produisant aucun accident chez une grenouille intacte, détermineront une mort rapide chez une grenouille privée de ses hémisphères.

Il semble donc bien que le système nerveux central, par l'intermédiaire de ses éléments cellulaires, se comporte comme un organe sécréteur, dont le produit d'élaboration n'est autre que l'« antiéthyline ».

Nous trouvons dans ce qui précède une théorie satisfaisante du *mode de production* de l'« antiéthyline », en même temps qu'une explication de l'immunité active, immunité toute relative d'ailleurs, que peuvent acquérir les animaux ou les individus soumis à une alcoolisation quotidienne.

Quant au *mode d'action* de cette « antiéthyline » transportée par l'acte sérothérapique sur un terrain étranger, il est assimilable au mode d'action de toutes les antitoxines hétérochtones en général.

En d'autres termes, le mécanisme intime en vertu duquel le sérum antiéthylique lutte contre les manifestations de l'intoxication par l'alcool, n'est pas autre que celui en vertu duquel le sérum antidiphtérique ou antitétanique lutte contre les manifestations de l'intoxication diphtérique ou tétanique.

Ce mode d'action, ce mécanisme intime, nous ne le connaissons pas encore d'une façon rigoureuse; mais, qu'il s'agisse d'une neutralisation directe de la substance toxique en vertu d'un phénomène *chimique*, ou de la mise en jeu de certaines forces de l'organisme en vertu d'un phénomène *dynamique*, il semble bien que l'antitoxine hétérochtone, ici comme ailleurs, se présente, suivant l'expression de Metschnikoff, avec le caractère d'une « stimuline » et que le sérum antiéthylique, comme tout autre sérum spécifique, ait pour effet d'activer, sous quelque forme que ce soit, le processus de défense de l'économie.

CHAPITRE V

LE SÉRUM ANTIÉTHYLIQUE.
PRÉPARATION DE L'ANIMAL.
RÉCOLTE DU SÉRUM.
ESSAIS SUR LES ANIMAUX ALCOOLISÉS.

On conçoit aisément que les esprits médicaux puissent se montrer sceptiques au premier abord et, par conséquent, mal disposés pour agréer dans la cure des buveurs le rôle thérapeutique de la sérothérapie. Mais il faut reconnaître qu'il est aussi peu scientifique de faire *a priori* le procès d'une question, que d'accepter cette question sans contrôle: quelque bizarre que semble une hypothèse, quelque invraisemblable que paraisse un fait, on a le droit et le devoir de soumettre cette hypothèse ou ce fait au contrôle de la raison et de l'expérimentation.

C'est dans cet état d'esprit que nous nous sommes placés pour l'étude du sérum antiéthylique; c'est dans cet état d'esprit que nous prions le lecteur de vouloir bien se placer pour nous suivre dans notre exposé.

D'après ce que nous avons dit plus haut, nous avons pensé que, *a priori*, il ne fallait pas prétendre lutter à l'aide d'un sérum contre les lésions organiques de l'alcoolisme chronique et que la question devrait être circonscrite de la façon suivante : s'il est vrai qu'il se développe une substance antitoxique dans le sang d'un animal soumis à l'alcoolisation prolongée, cette substance peut-elle être utilisée contre les manifestations primordiales et purement fonctionnelles de l'intoxication alcoolique chronique et, en d'autres termes, peut-on l'employer à lutter contre « l'accoutumance » et le « besoin », les deux termes constitutifs de l'alcoolomanie ?

La mise en pratique de cette idée consiste à voir si le sérum d'un animal quotidiennement et modérément alcoolisé, injecté à un autre animal dans des conditions analogues d'intoxication, peut réveiller chez ce dernier la défense instinctive de l'organisme épuisée par le toxique en rendant au système nerveux l'énergie nécessaire pour produire les réflexes de la répulsion annihilés par le poison.

Les résultats des expériences sur les animaux sont absolument formels : le sérum d'un cheval quotidiennement et modérément alcoolisé de bon gré, injecté à un autre animal placé dans des conditions analogues d'intoxication alcoolique, éveille chez cet animal la défense instinctive, la répulsion qui existait chez lui pour l'alcool avant qu'il n'y soit habitué.

Nous ne pouvons entrer ici dans le détail des recherches et des expériences. Nous allons donner dans tous ces détails la marche à suivre pour la préparation du sérum antiéthylique, nous y ajouterons les principes qui ont présidé aux expériences sur les animaux.

La nature toute spéciale du but à atteindre demande un procédé, un *modus faciendi* tout spécial.

Cherchant à lutter contre une intoxication relativement modérée et faite par l'homme de son plein gré, il y a lieu de mettre l'animal auquel on demande une antitoxine, dans des conditions d'intoxication aussi identiques que possible à celles de l'intoxication à combattre.

Pour cela, il faut utiliser un animal susceptible de s'alcooliser de bon gré.

Le cheval présente, à ce point de vue particulier, les qualités requises car il prend volontiers, ou du moins très facilement, du vin et même de l'alcool, surtout si on a soin d'en arroser son avoine ou d'y ajouter du sucre. On sait avec quelle facilité le cheval de course ou de concours absorbe une bouteille de champagne après une épreuve trop dure. En Espagne et en Portugal, quand on fait halte aux auberges des grandes routes, on ne trouve pas l'auge traditionnelle à placer devant l'attelage pour lui faire manger l'avoine; d'ailleurs l'attelage refuse le foin, l'avoine, l'eau même, il réclame sa pitance de vin et de pain bis; dans un petit baquet, on met quelques litres de gros vin du pays, le conducteur coupe des morceaux de pain bis, les trempe dans le vin, les donne aux bêtes de son attelage avec qui il casse ainsi la croûte. Dans le midi, l'usage de gonfler l'avoine avec de l'alcool est bien connu des gens d'écurie. Nos douaniers de la frontière belge savent bien que les chevaux des contrebandiers ont, avant de franchir la frontière, reçu une ration d'avoine fortement arrosée d'alcool. Enfin, si un cheval atteint de bronchite ne prend pas son miel kermétisé, il suffit, pour vaincre sa répugnance, d'ajouter au médicament un peu de cognac.

Ainsi, le cheval prend, comme l'homme, facilement le goût des boissons alcooliques. Mettre à profit cette gourmandise et créer chez lui une intoxication modérée et bénévole par l'alcool, telle est la base originale du procédé de préparation de l'animal fournisseur de sérum.

Il faut donc rejeter absolument, non seulement l'emploi des injections intra-péritonéales, intra-veineuses ou sous-cutanées, mais encore l'emploi de la sonde œsophagienne et toute ingestion forcée ou violente d'alcool dans l'estomac. Il faut traiter l'animal comme se traite lui-même l'alcoolomane, en lui faisant absorber par la voie buccale et de bonne volonté des doses relativement modérées d'alcool, le mettant ainsi, autant que possible, dans une situation analogue à celle de l'homme sain qui prend tous les jours, sans jamais se griser, des apéritifs et des digestifs et qui s'intoxique d'une façon latente, sans le vouloir et sans le savoir.

Pour obtenir un bon résultat, il faut commencer par donner au cheval une dose relativement faible d'alcool; on la divise en deux rations données l'une le matin l'autre le soir; on augmente progressivement la dose journalière en ayant soin d'observer si le cheval la prend toujours volontiers et s'il se porte bien. Il faut naturellement donner au cheval un peu d'exercice, soit qu'on le promène à la main, soit qu'on puisse le laisser dans un pré, ce qui, à un autre point de vue que nous allons indiquer, a son utilité.

A quel moment fera-t-on la saignée?

C'est l'examen histologique du sang qui fournit l'indication. Il faut pratiquer fréquemment cet examen, tous les deux jours en moyenne.

On voit ainsi se produire dans le sang du

cheval les altérations suivantes : les globules rouges commencent par perdre la netteté de leur contour, puis ils cessent de s'empiler en piles de monnaie pour s'amasser en placards dans lesquels ils paraissent agglutinés et accolés entre eux. En même temps les globules blancs augmentent très notablement de quantité et les granulations graisseuses apparaissent ou augmentent si elles existaient déjà, ce qui arrive quelquefois chez le cheval.

Ces phénomènes, preuves matérielles de l'intoxication, peuvent être très manifestes dès le dixième jour et alors que la dose quotidienne, de 200 à 250 grammes par jour au début, a à peine dépassé 500 grammes d'alcool par jour.

Non seulement, il ne faut pas donner au cheval de fortes doses quotidiennes d'alcool et encore bien moins des doses à le griser ou même seulement à l'exciter, mais encore, ne faut-il pas pousser au delà du moment que nous venons d'indiquer l'administration de l'alcool. Sans compter que le cheval peut tomber malade, son sang se déshydrate rapidement, devient épais, visqueux ; il se prend en masse et ne fournit plus de sérum. Pour obvier, dans une certaine mesure du moins, à la déshydratation du sang par l'alcool, il faut avoir soin de ne donner au cheval que la quantité d'avoine strictement indispensable à la bonne absorption de l'alcool et avoir soin, par contre, de lui donner beaucoup de barbotages et de verdure ou de lui faire passer, si possible, une partie de la journée dans un pré.

Avec ce régime, le cheval, loin de dépérir, engraisse notablement ; c'est dire que sa santé reste parfaite. Comme on a eu soin, avant de mettre l'animal en traitement, de le soumettre à l'épreuve de la malléine, il n'y a aucune raison plausible pour que le sérum possède une nocivité quelconque. D'ailleurs, il est facile de s'assurer de la non-toxicité du sérum en en injectant une dose massive à un cobaye qui n'en doit éprouver aucun trouble.

Le cheval étant ainsi préparé, la saignée est pratiquée avec toutes les précautions habituelles en pareil cas. La région de la veine est rasée, savonnée et antiseptisée. La veine est mise à nu aseptiquement. La ponction de la veine est effectuée au moyen d'un trocart aseptique.

Le sang se déverse dans un flacon stérilisé à deux tubulures; l'une des tubulures répond au trocart par l'intermédiaire d'un tube stérilisé, l'autre, fermée par un tampon d'ouate peu serrée et stérilisée avec ce flacon, donne issue à l'air au fur et à mesure de l'écoulement.

On recueille le sérum aussitôt sa séparation et on le met dans des flacons ampoules préalablement soumis à l'autoclave; ces flacons sont immédiatement fermés à la lampe.

Nous ne saurions protester trop vivement contre la prétention émise par M. Broca-Soucellier d'augmenter la puissance du sérum en lui faisant subir une manipulation, parce que la valeur d'un sérum tient à la préparation de l'animal qui le fournit et non pas à la préparation, quelle qu'elle soit, qu'on fait ensuite subir au sérum. Soutenir le contraire, c'est nier le principe de la sérothérapie.

Comme le sérum antidiphtérique, le sérum antiéthylique doit être seulement pasteurisé, c'est-à-dire que les flacons doivent être maintenus, après fermeture, à une température de 56° pendant une heure, trois fois de suite et à deux jours d'intervalle.

Le sérum obtenu dans ces conditions est dépourvu de toute toxicité et utilisable sans danger. C'est ainsi que chez des cobayes non alcoolisés, on peut pratiquer, sans provoquer le moindre accident local ni le moindre trouble général, des injections massives de 30 centimètres cubes, ce qui représente 60 centimètres cubes par kilogramme d'animal, soit 4500 centimètres cubes pour un homme de 75 kilogrammes.

Les expériences sur les animaux ont nécessité tout d'abord que ceux-ci fussent préalablement soumis à une absorption d'alcool les rendant, comme le cheval, aussi assimilables que possible à l'alcoolomane.

On habitua ces animaux à l'alcool, on s'assura qu'ils acceptaient volontiers cette substance dans leur nourriture ou leur boisson et on usa à leur égard des mêmes précautions dont on avait usé à l'égard du cheval producteur de sérum.

Ces précautions ont fait éliminer du champ d'expérience les animaux auxquels il était impossible de faire accepter le poison : on utilisa de préférence le cobaye, la poule et le canard : le cobaye à cause des commodités de manipulation, de soin et d'observation, et aussi à cause de la possibilité de surveiller en peu de temps l'influence produite sur les fonctions génésiques et la gestation ; la poule et le canard en raison de leur gloutonnerie et de la facilité avec laquelle on leur fait absorber l'alcool.

Une fois l'accoutumance assurée, on injecta à ces animaux le sérum préparé comme il a été dit précédemment.

On constata alors que les bêtes à expériences, qui, quelques jours auparavant, prenaient volontiers la nourriture ou la boisson alcoolisées, ne tardaient pas à refuser cette nourriture ou cette boisson.

Comme on aurait pu objecter que les bêtes à expériences refusaient de boire ou de manger parce qu'elles étaient malades, pour lever tous les doutes à cet égard, on eut soin de faire la contre-expérience suivante : de temps à autre, on leur présentait de la nourriture ou de la boisson non alcoolisées, ils les absorbaient immédiatement avec avidité.

On peut donc conclure que *le cheval soumis quotidiennement et de bon gré à l'absorption par la voie buccale de doses modérées d'alcool, fournit au bout d'un certain temps un sérum qui, injecté à des animaux ayant pris l'habitude et même le goût de l'alcool, donne à ces animaux un dégoût tel de l'alcool qu'ils préfèrent s'abstenir de boisson ou de nourriture plutôt que de continuer d'absorber de l'alcool.*

CHAPITRE VI

APPLICATION DU SÉRUM ANTIÉTHYLIQUE A L'HOMME.
— SES EFFETS ET SON MODE D'ACTION. — SON
RÔLE DANS LA LUTTE CONTRE L'ALCOOLISME.

La théorie, la biologie, les expériences sont absolument d'accord pour démontrer :

1° Que si l'on soumet, même seulement pendant quelques jours, un cheval à l'absorption de doses modérées d'alcool, on obtient un sérum qui contient assurément une antitoxine.

2° Que cette antitoxine a bien toutes les propriétés que l'on peut demander à une antitoxine éthylique.

3° Que cette antitoxine éthylique n'a, avec les antitoxines d'origine microbienne, pas d'autres points communs que le mécanisme de production et le mode d'action.

4° Que cette antitoxine éthylique diffère des antitoxines microbiennes en ce qu'elle est une *antitoxine antitoxique* tandis que ces dernières sont des *antitoxines antitoxiniques*, s'il est permis de s'exprimer ainsi, l'alcool étant un toxique et non pas une toxine ni un microbe générateur de toxine.

5° Que le sérum antiéthylique injecté à des animaux sains ou préalablement soumis dans une certaine mesure au toxique-alcool, ne peut produire ni chez les uns ni chez les autres aucun accident ni local ni général, mais, seulement et uniquement chez les intoxiqués d'alcool encore sans lésions, les phénomènes de défense contre le toxique-alcool.

De ces données théoriques et expérimentales il est permis et il est logique de conclure qu'il n'y a aucune raison pour que le sérum antiéthylique préparé suivant les principes et dans les conditions exposés au chapitre précédent, il n'y a aucune raison pour que ce sérum puisse, injecté à un homme, provoquer chez celui-ci des accidents.

D'autre part, nous avons vu découler, tant de la description et de la délimitation de l'alcoolomanie, que de l'étude des données médicales pouvant justifier la recherche d'un sérum comme agent thérapeutique spécifique de l'intoxication alcoolique, qu'il est permis et logique de songer à appliquer à l'alcoolomane, au seul alcoolomane, un sérum provenant d'un animal soumis à une intoxication, autant que possible analogue à l'alcoolomanie.

Donc, à tous les points de vue, il est permis et il est logique, en un mot, il est indiqué de faire à l'homme l'application du sérum antiéthylique.

Dans quelles conditions cette application doit-elle être faite ?

Nous allons indiquer d'abord les règles à suivre pour faire cette application ; nous exposerons ensuite ce qui se passe chez l'alcoolomane injecté, ce qui vous amènera à mettre en lumière le mode d'action du sérum antiéthylique et les services qu'il peut rendre dans la lutte contre l'alcoolisme.

***

Les règles à suivre pour mettre en pratique,

quand il le faut et comme il le faut, la sérothérapie de l'alcoolomanie nous ont bien été dictées par notre expérience, mais elles ont été calquées sur celles qui président à l'application du sérum antidiphtérique et du sérum antistreptococique ; comme pour ces sérums, c'est la constatation des effets obtenus qui est le guide du médecin dans l'application du sérum antiéthylique.

Pour que cette observation du sujet injecté puisse se faire dans de bonnes conditions, il est nécessaire que le sujet reste exposé à son intoxication ; pour savoir dans quelle mesure le sérum rendra à l'organisme du sujet les moyens de lutter contre son ennemi, il faut qu'il reste exposé à cet ennemi, il faut que le sujet ne modifie en rien sa vie ni ses habitudes. Enfermer, hospitaliser le sujet alcoolomane que l'on traite par le sérum antiéthylique, ce serait comme si on enlevait, ou du moins, comme si on masquait les fausses membranes d'un diphtérique, comme si on faussait les résultats des observations thermométriques. De même que l'état de la gorge et la marche de la température guident le médecin dans l'application du sérum antidiphtérique, *de même l'allure que prendra l'alcoolomane au milieu de ses occupations, de ses tentations habituelles, guidera le médecin dans l'application du sérum antiéthylique.* Nous verrons plus loin qu'une autre raison d'un tout autre ordre contre-indique également l'emploi du sérum antiéthylique chez les sujets hospitalisés. Donc, liberté absolue du sujet qui continue, pendant le traitement, à vaquer à ses travaux, à ses occupations, qui continue à rester exposé aux tentations et aux circonstances qui ont contribué à son intoxication.

Avant de se décider à injecter un buveur, il faut s'assurer par un interrogatoire et un examen complets qu'il s'agit bien d'un alcoolomane et rien que d'un alcoolomane sans tares; nous verrons tout à l'heure pourquoi entreprendre un traitement chez un autre sujet, qu'un alcoolomane sain de corps et d'esprit, c'est s'exposer à coup sûr à un échec.

Du même coup que l'on distinguera l'alcoolomane du dipsomane et de l'alcoolique franc ou insidieux, on le distinguera du buveur de vin.

Comme l'a démontré Lancereaux, le vin, bien que contenant de l'alcool, n'agit pas comme l'eau-de-vie et les boissons riches en alcool. Tandis que l'alcool a une action primordiale et élective sur le système nerveux, le vin pris en trop grande quantité et en dehors des repas provoque des altérations du tube digestif et la cirrhose atrophique ; l'alcool, qu'il ne contient qu'en quantité relativement faible, n'est qu'un facteur pathogénique de seconde ligne. C'est parce que le vin et, comme lui, la bière et le cidre, n'ont pas une action primordiale et élective sur le système nerveux, que le sérum antiéthylique n'a que peu ou pas d'action chez ceux qui abusent de ces boissons. Nous retrouverons tout à l'heure, à propos des contre-indications, ces mêmes buveurs de vin figurant au nombre des porteurs de tares qui s'opposent à l'action du sérum et en contre-indiquent l'emploi.

En résumé, le sérum antiéthylique n'est applicable qu'aux alcoolomanes, consommateurs habituels de boissons riches en alcool (eaux-de-vie de toutes provenances, cognac, rhum, genièvre, whisky, rhum, absinthe, apéritifs, etc.), qui, sous ces formes diverses, boivent chaque jour peu ou beaucoup d'alcool dont la toxicité est plus ou moins accrue par des essences diverses, qui se grisent ou ne se grisent pas, peu importe, mais qui boivent uniquement parce qu'ils ont acquis l'accoutumance et le besoin de ces boissons alcooliques.

*
* *

Le traitement étant décidé, on y procède de la façon suivante :

Tous les cinq jours au plus, toutes les semaines au moins, faire dans le tissu cellulaire de l'un des flancs, avec toutes les précautions antiseptiques et aseptiques nécessaires, une injection de 10 centimètres cubes de sérum antiéthylique. — Se servir d'une seringue de Roux préalablement stérilisée. — Recouvrir l'endroit de l'injection avec un grand morceau de coton aseptique.

Le nombre d'injections nécessaires est un peu variable avec les sujets ; il est uniquement basé sur les effets obtenus. Mais si l'action du sérum n'est pas manifeste, au plus tard, après la quatrième injection, c'est que le sujet est porteur d'une des tares, que nous étudierons plus loin, qui s'opposent à l'action du sérum, tare restée latente et qui a échappé à l'examen ; il est inutile d'insister davantage, le sérum ne peut pas agir.

*
* *

Les effets du sérum peuvent être décrits dans un tableau d'ensemble, car, à quelque position sociale, à quelque profession qu'appartienne le sujet, ce sont toujours à peu de chose près les mêmes expressions traduisant les mêmes impressions.

Le premier effet, souvent appréciable dès le lendemain de la première injection, est un goût désagréable de terre ou de peinture ou de savon : le cafetier ou le marchand de vins est accusé de donner une consommation de mauvaise qualité. En même temps le désir est moins impérieux. Au fur et à mesure que les injections se répètent les effets s'accusent davantage : le faciès devient plus clair, plus vivant, le regard redevient franc, les idées plus nettes, la parole plus aisée; le sommeil revient s'il avait disparu ou redevient calme; les rêves et les cauchemars, s'il en existait déjà, disparaissent; en même temps l'appétit se rétablit. Ce retour du sommeil et de l'appétit, ce n'est pas seulement le sujet qui l'accuse, mais c'est aussi son entourage; c'est la femme surtout qui raconte que, maintenant, son mari dort tranquille, qu'elle ne reçoit plus de coups de pieds, etc., qu'autant, auparavant, son mari mangeait peu et mal, autant, maintenant, il mange de bon appétit. Puis, apparaissent les impressions désagréables et pénibles, non seulement à l'ingestion mais même, à la seule approche de la boisson jadis préférée. Si l'ingestion est quand même pratiquée, elle ne l'est que par un effort de la volonté; si le liquide n'est pas rejeté immédiatement, il survient un malaise qui, s'il ne se termine pas par un vomissement, s'accompagne d'une sensation d'ivresse, alors que des doses dix ou quinze fois plus fortes étaient, précédemment, admirablement supportées. Dans quelques cas, le dégoût instinctif se rétablit à tel point que l'odeur seule de la forme d'alcool jusque-là favorite, provoque un malaise qui s'accompagne de pâleur et de sueur; comme le retour du sommeil et de l'appétit, ce phénomène est facile à constater pour l'entourage.

Il est certain qu'il n'est pas toujours besoin de pousser le traitement jusqu'à ce qu'il produise ce dégoût et cette répulsion et que l'on peut, le plus souvent, s'arrêter quand on a obtenu la disparition du besoin, la diminution de l'accoutumance, la disparition des troubles fonctionnels qui, bien qu'appartenant théoriquement au syndrome de l'alcoolisme chronique, se rencontrent souvent chez l'alcoolomane.

Les différentes manifestations dont nous venons de donner un tableau d'ensemble peuvent naturellement se combiner de façons très diverses, suivant les sujets et se produire plus

ou moins rapidement. Cette variabilité dans
la rapidité d'apparition et dans le groupement
des effets du sérum antiéthylique n'a rien
qui puisse surprendre, si on veut bien considérer d'autre part combien est variable, suivant
les sujets, l'effet d'une dose donnée de tel liquide alcoolique. Mais, malgré cette variabilité
inhérente à la sensibilité et au degré d'intoxication relative de chaque sujet, on assiste toujours, chez l'alcoolomane soumis au sérum, au
mouvement rétrograde de l'éducation-perversion à l'égard de l'alcool : diminution et suppression de l'impression gustative agréable,
réapparition des impressions sensorielles pénibles, diminution et suppression de la tolérance, ivresse plus rapidement obtenue, malaises plus ou moins graves, enfin la série des
actes réflexes depuis l'expulsion immédiate
jusqu'au vomissement, jusqu'à la pâleur et la
sueur froide. A mesure que « l'état seconde
nature pathologique » disparaît pour laisser
reparaître « l'état première nature physiologique, le dégoût instinctif », le sujet éprouve
un sentiment progressif de bien-être : il récu-

père avec ses forces physiques ses forces morales.

*
* *

Le tableau que nous venons de faire des effets du sérum montre bien que la direction du traitement de l'alcoolomanie (multiplication ou suspension des injections) doit être essentiellement subordonnée aux manifestations qu'accuse le patient et aux constatations faites tant par l'entourage du sujet que par les médecins. Aussi ne saurions-nous trop insister sur cette condition d'application du sérum antiéthylique, à savoir : pour que le médecin puisse apprécier à leur juste valeur les effets du sérum, il est indispensable que l'alcoolomane ne modifie en rien sa vie ordinaire; il est indispensable qu'il continue à être exposé à ses tentations, qu'il soit entièrement libre de vaquer à toutes ses habitudes, de céder à ses goûts, à ses désirs, à ses manies, à ses besoins.

Certes, il est bon de s'assurer dans la famille ou dans l'entourage du sujet une complicité et un contrôle; mais il ne faut pas que cette complicité soit une oppression, il ne faut pas que ce contrôle soit une surveillance. La liberté d'allures est une des conditions les plus importantes du traitement.

Le consentement de l'alcoolomane et, à plus forte raison, sa volonté, ne sont nullement indispensables, pour que le sérum produise son action uniquement physiologique et non point psychique.

Par contre, il est nécessaire que le sujet, redevenu un instinctif, veuille bien ne pas vaincre à nouveau son dégoût naturel pour l'alcool.

En effet, ce qu'il a pu faire une première fois, il est bien certain qu'il pourra le faire une seconde et l'on conçoit que la répulsion instinctive rétablie par l'acte sérothérapique pourra disparaître comme elle avait disparu déjà, si le sujet consent à effectuer de rechef la série d'efforts qui ont contribué à sa première éducation, si, en un mot, il veut refaire malgré tout son éducation-perversion à l'égard de l'alcool.

Ceci ne veut pas dire que le traitement sérothérapique réclame la complicité du buveur et demande la guérison avant le remède, ainsi qu'on l'a fait entendre ; ceci veut dire simplement que le traitement sérothérapique se comporte comme tous les moyens thérapeutiques sans exception.

Songe-t-on à faire un reproche au sérum antidiphtérique qui vient de guérir un sujet de ne pas le préserver d'une nouvelle infection diphtérique, quelques mois plus tard ? A plus forte raison, est-on bien fondé à reprocher au sérum antiéthylique, qui vient de rétablir l'état physiologique première nature, de ne pas garantir à tout jamais le sujet d'une nouvelle intoxication dans la pathogénie de laquelle la volonté a sa part très notable ?

Si l'on veut bien nous permettre une comparaison, la suivante paraît répondre aux besoins de la cause et de la situation.

Un homme se casse une jambe en tombant d'un premier étage : si on la lui répare dans de bonnes conditions, on conviendra que le traitement n'a rien laissé à désirer. Le malade est guéri et la triste expérience, en lui donnant une leçon, l'a engagé pour l'avenir à prendre de plus grandes précautions. Il n'en est pas moins vrai que si cet homme se jette d'un second étage au lendemain de sa guérison il se cassera une jambe à nouveau et peut-être les deux.

Il en est de même de l'acoolomane traité par le sérum. Il est « guéri » et « prévenu » : c'est à lui de maintenir sa guérison.

L'individu est revenu à son « état prime », il ne tient qu'à lui d'y rester. Sa tâche est légère, car cet individu a récupéré ses facultés volitionnelles, puisqu'il n'est plus sous l'empire de l'aboulie spécifique qui caractérisait son « état second » et, d'autre part, la volonté qu'on lui demande est toute négative si l'on peut dire, puisqu'elle consiste simplement, après avoir subi les effets du sérum, à ne pas tenter de les vaincre.

Y a-t-il là quoi que ce soit qui autorise à dire que le traitement sérothérapique antiéthylique réclame la complicité du buveur et demande la guérison avant le remède? Le soutenir serait assurément une faute d'interprétation.

De ce qui précède, il ressort nettement que, conformément au postulatum que nous avons formulé au chapitre IV, le sérum antiéthylique employé comme agent thérapeutique spécifique de l'alcoolomanie supprime bien les deux termes constitutifs du syndrome morbide : « l'accoutumance et le besoin » et, qu'à leur place, il restitue bien les deux termes constitutifs de l'état de santé : « l'intolérance et le dégoût ».

Ce résultat thérapeutique, le sérum antiéthylique le produit en actionnant les divers appareils de l'économie, en incitant ces appareils et en particulier le système nerveux, à réagir contre le toxique alcool dont ce système est la victime élective et primordiale. De sorte que l'action du sérum antiéthylique peut se formuler ainsi : *refaire physiologiquement du buveur un instinctif physiologique.*

On ne manquera certainement pas d'objecter que l'action du sérum s'exerce avant tout sur l'imagination du sujet et que les phénomènes observés relèvent de la suggestion.

Mais, s'il en était ainsi, il faudrait admettre que les succès ne peuvent s'adresser qu'à des individus suggestionnables. Or, c'est justement dans les échecs que se classent les hystériques et les suggestionnables. Tout à l'heure nous montrerons qu'ils doivent être rangés parmi les sujets qu'il faut refuser d'injecter.

D'autre part, nombre de succès portent sur des sujets traités, sinon à leur insu, du moins sous un autre prétexte que celui de l'alcoolisme, sur des sujets ne sachant pas ce qu'on leur injecte, ni le but qu'on se propose en les injectant, sur des sujets, en un mot, ignorant la raison et la nature de leur traitement.

Bien mieux, il est aisé pour un certain nombre de sujets de les persuader que le but à atteindre n'est point de les empêcher de boire, mais au contraire de leur permettre d'user impunément de la boisson, en les mettant à l'abri des conséquences immédiates et ultérieures de leurs excès. Ce n'est certes pas là une suggestion favorable au sérum.

Enfin, pour certains sujets qui sont au courant de la question et demandent à être injectés pour se débarrasser de leur penchant, il est toujours possible de les suggestionner en quelque sorte en sens inverse au traitement; sous le prétexte d'une nécessité imposée par la nature même du traitement, on leur commande d'agir comme à l'ordinaire et de ne rien changer à leurs habitudes, de céder à leurs goûts et à leurs désirs. Dans ces cas, la suspension de l'alcoolisation ne peut être attribuée à une autre cause que le dégoût instinctif rétabli, car nombre de ces buveurs viennent s'excuser, après une ou plusieurs injections, de ne pouvoir, malgré leurs efforts, suivre la recommandation qu'on leur a faite de continuer l'usage de l'alcool, cet usage leur devenant impossible du fait d'une inappétence ou d'un malaise inaccoutumé, inhérent désormais à toute tentative d'absorption.

En résumé, *limiter l'application du sérum aux alcoolomanes sans tares ni lésions, laisser l'alcoolomane à sa vie ordinaire, à son travail, à ses occupations, à ses habitudes, à ses plaisirs et à ses goûts, s'assurer enfin que le sujet consent, non pas à aider l'action du sérum, mais à ne pas lutter contre ses effets dans la suite*, telles sont les conditions essentielles qui doivent guider la réglementation du traitement.

Ces notions étant acquises quant au principe de la méthode, ces conditions étant observées quant à sa mise en œuvre, nous pouvons conclure que *le sérum antiéthylique, refaisant physiologiquement du buveur un instinctif, peut entrer en ligne de compte, à côté des autres moyens et parallèlement à eux, dans la lutte contre l'alcoolisme.*

Il nous reste à voir quelle place peut prendre le sérum antiéthylique, d'une part à côté des autres procédés médicaux employés pour la « cure individuelle des buveurs », d'autre part dans le plan de campagne contre « l'alcoolisation fléau social ».

*
* *

Les procédés médicaux employés jusqu'à ce jour pour la cure individuelle des buveurs forment deux groupes.

Dans le premier groupe se rangent les moyens plus ou moins pharmaceutiques. plus ou moins empiriques.

Lorsque nous avons démontré que c'est en s'attaquant à l'alcoolomane et au seul alcoolomane que le thérapeute peut faire œuvre utile. nous avons fait remarquer que tous les moyens thérapeutiques préconisés et essayés pour empêcher les gens de boire encourent le même reproche, à savoir que chacun d'eux a été présenté comme une panacée s'adressant indistinctement à toutes les formes, à tous les modes, à tous les degrés de l'alcoolisation ; autrement dit, aucun de ces moyens thérapeutiques n'est basé sur la psycho-physiologie du buveur. C'est parce que tous ces moyens, dits radicaux et plus ou moins vantés, manquaient tous de cette base psycho-physiologique, qu'ils ont tous piteusement échoué et que le médecin, persuadé qu'aucune pharmacopée ne saurait guérir du mal de boire, n'a plus à sa disposition que les procédés du second groupe.

Le second groupe de procédés médicaux employés jusqu'à ce jour pour la cure indi viduelle des buveurs comprend l'internement volontaire et la suggestion.

L'internement volontaire, qui a trouvé depuis longtemps dans les Joffroy, les Magnan et les Legrain des défenseurs éloquents et convaincus, ne peut agir qu'en rendant au buveur sa virginité à la faveur d'une abstinence prolongée; il n'a pas d'autre prétention que de refaire du sujet un instinctif physiologique, en laissant agir la nature, si l'on peut dire, suivant le mécanisme de la désaccoutumance spontanée, tel que nous l'avons exposé précédemment.

Mais, d'une part, il faut avouer qu'un internement, même « volontaire », n'est pas une perspective des plus réjouissantes et, d'autre part, l'on comprend fort bien que ceux qui n'ont point la force de se soustraire au mal, n'aient point davantage le courage de se soumettre au remède.

Le traitement individuel par l'internement, ainsi que le fait observer lui-même M. le Dr Legrain, n'est possible qu'à la faveur d'un contact presque incessant entre le médecin et le malade, ce qui revient à dire que ce traitement exige une sollicitude qu'on ne peut guère demander à un fonctionnaire. Ce qu'on peut faire à l'égard d'un « empoisonnement de salon » tel que l'empoisonnement morphinique, il n'est pas aussi facile de le réaliser vis-à-vis d'un fléau à grande envergure comme l'alcoolisme.

Enfin, au sortir de l'asile, le buveur converti s'élançant à nouveau vers l'océan des tentations, ne trouve plus dans l'exemplarité la force morale nécessaire pour lutter contre son instinct et il retombe d'autant plus facilement, que son internement a déterminé sur lui une sorte de suggestion lente, en vertu de laquelle il lui semble impossible de résister seul et en l'absence d'un règlement.

Cela est si vrai, qu'au dire même de leurs défenseurs, les « asiles de buveurs » n'auront atteint leur but, que le jour où des sociétés de patronage et de préservation leur seront adjointes.

Tout cela ne veut pas dire que nous pensions que les asiles de buveurs ne soient pas fort utiles. Les critiques que nous venons de formuler n'ont d'autre but que de démontrer que certains sujets n'en sont pas justiciables et que, alcoolomanes sans tares, ils peuvent, dans la sérothérapie antiéthylique, trouver la guérison.

La *suggestion* ne peut, à notre avis et conformément à l'étude psychophysiologique que nous avons faite du buveur, trouver son application que dans des conditions assez restreintes. Son efficacité, proclamée depuis quelques années par Liégeois et Forel et tout dernièrement par Bérillon, tiendrait à son action sur l'aboulie des buveurs; mais nous avons démontré que cette aboulie, est la résultante de l'intoxication elle-même. Dans ces conditions, nous nous croyons autorisés à nous demander si les guérisons de buveurs obtenues par la suggestion n'ont pas tenu à ce fait qu'il s'agissait de névropathes qui buvaient du fait même de leur névropathie. Cette hypothèse trouve sa confirmation dans plusieurs faits que nous avons observés, faits dans lesquels, pour des raisons d'ordre divers, voire même pour des altérations organiques très marquées, nous avons refusé de faire l'application du sérum antiéthylique et dans lesquels, par la suggestion pratiquée aussi bien à l'état de veille que sous le sommeil hypnotique, nous avons obtenu des guérisons. C'est assez dire que nous ne sommes pas systématiquement opposés au traitement par la suggestion ; nous disons seulement qu'il ne saurait s'adresser à tous les buveurs mais qu'il trouve seulement son application dans certains cas bien déterminés.

En résumé, tout en appréciant à leur juste valeur l'*internement* et la *suggestion*, on ne peut s'empêcher de reconnaître que ces deux procédés médicaux ne sont applicables qu'à certaines catégories de victimes directes ou indirectes de l'alcool. Une saine observation et une saine interprétation des faits observés montrent que ni l'internement ni la suggestion ne sauraient avoir la prétention d'être appliqués ou seulement applicables à toutes les variétés de buveurs, pas plus d'ailleurs, comme nous l'avons démontré et le démontrerons encore, que la sérothérapie n'est applicable en dehors de l'alcoolomanie.

En sorte que si l'on voulait formuler les

indications des procédés médicaux pour la cure individuelle des buveurs on pourrait dire : *aux hôpitaux*, les alcooliques avec altérations organiques: *aux asiles de buveurs*, tous les dipsomanes et les névropathes non guérissables par la suggestion : *au sérum*, les alcoolomanes sains de corps et d'esprit chez qui, alcoolisés non alcooliques, intoxiqués latents, le toxique-alcool n'a encore développé que l'accoutumance et le besoin.

*
* *

S'il ne faut pas demander à une méthode, quelle qu'elle soit, autre chose que ce qu'elle peut donner, à plus forte raison ne faut-il pas demander au médecin d'agir autrement que sur le terrain exclusivement médical: les procédés médicaux ne s'adressent qu'au « mal individuel »: ils ne prétendent lutter que contre l'alcoolisation « maladie endémique »; même réunis, l'internement, la suggestion et la sérothérapie ne peuvent être présentés comme des moyens d'enrayer « l'alcoolisation fléau social ».

La lutte contre le « fléau social » relève des moralistes, des législateurs, des économistes et des politiciens ; mais la victoire des « pasteurs d'âmes » nous apparaît si lointaine et si problématique, que la part nous semble encore belle pour les « gardiens du corps » dont la mission, nous ne saurions trop le répéter, ne doit pas être limitée à la constatation du sinistre et à la réparation des désastres.

Sans entrer dans le cœur d'un sujet qui sortirait du cadre que nous nous sommes tracé et nous éloignerait du but que nous nous proposons, nous devons faire remarquer que l'œuvre de « prophylaxie » s'adressant à la « société » ne répond guère, jusqu'à nouvel ordre, aux résultats qu'on lui demande.

Les *mesures légales* se sont adressées successivement à la fabrication, à la consommation et au consommateur.

A coup sûr, l'interdiction absolue et définitive de produire de l'alcool constituerait un remède radical dont on aurait mauvaise grâce de constater les chances de succès.

Mais cette mesure n'est nullement nécessaire au point de vue hygiénique et elle est irréalisable au point de vue économique. Il ne s'agit pas de supprimer l'alcool, il s'agit d'empêcher le poison d'être l'aliment moral et physique d'une partie de la société ; d'ailleurs, en admettant que le salut ne puisse résider que dans la suppression du poison lui-même, des intérêts trop considérables devraient être lésés, pour qu'on soit autorisé à satisfaire dans la pratique au principe théorique de la prohibition.

La fermeture des cabarets ou la limitation des débits de boisson, tendant à restreindre la consommation de l'alcool, n'ont fourni jusqu'ici que des résultats illusoires.

Au XVI° siècle, de grandes ordonnances faisaient déjà défense « à tous manants et habitants bourgades ou villages, qui sont mariés et ont ménage, d'aller boire ou manger ès tavernes et cabarets, et auxdits taverniers et cabaretiers de les y recevoir, à peine d'amende arbitraire pour la première fois, et de prison pour la deuxième »... et voici qu'au XX° siècle nous battons le record de « l'Assommoir ».

Mettre un verrou à la porte du cabaret, ce n'est pas supprimer l'alcoolisation, c'est la transporter dans la famille ou sur la voie publique. Chasser le cabaretier, ce n'est pas l'exterminer, c'est l'engager poliment à changer son enseigne pour celle d'un bouillon populaire ou d'une maison de prostitution, s'il ne trouve pas asile chez l'épicier du coin.

Mais la plus belle utopie dans l'espèce, consiste à vouloir triompher de l'alcoolisation ar des mesures pénales s'adressant aux ivrognes et à prétendre ébranler par la perspective d'une journée de prison, des gens que la perspective « de la mort » n'intimide point.

Un roi bien intentionné, signa jadis ce décret : « Quiconque sera trouvé ivre, sera incontinent constitué prisonnier au pain et à l'eau pour la première fois, et si secondairement il est repris, sera en outre battu de verges ou de fouet, puni d'amputation d'oreilles et d'infamie, et de bannissement de sa personne »... mais au dire de l'histoire, le roi lui-même ne s'en soucia guère, et pour être convaincu que ses sujets ne s'en soucièrent pas davantage, il suffit de se reporter aux « beuveries » de notre bon Rabelais.

Aujourd'hui, les lois contre l'empoisonnement fraternisent avec la réclame des empoisonneurs sur les murs de nos mastroquets.

Les *mesures fiscales* n'ont pas eu grand succès.

On a songé au monopole : on a songé à élever l'impôt sur l'alcool et à dégrever les boissons dites hygiéniques, à augmenter le prix des licences de marchand de vin et à restreindre le privilège des bouilleurs de cru.

Mais la réalisation de ces projets, si elle porte une légère atteinte à la consommation de l'alcool, doit avoir pour principal résultat d'augmenter la fabrication clandestine et de multiplier la fraude.

Ces réformes d'ailleurs ont peu de chance d'aboutir, car trop d'éligibles et trop d'électeurs y sont intéressés d'une façon personnelle. Le nombre de ceux qui tirent bénéfice des boissons alcooliques, sous différentes formes d'une façon directe ou indirecte, s'élève en effet à un chiffre de quatre millions en France, d'après un tableau fort suggestif de M. le Dr Legrain. Or, une assemblée législative comprend toujours ses intérêts ; elle comprend souvent les intérêts de ses électeurs et quelquefois ceux de la nation ; mais c'est trop exiger d'elle que de lui demander de comprendre les intérêts de l'humanité.

A côté des mesures légales et fiscales, les *mesures morales*, relevant de la propagande antialcoolique, constituent une œuvre méritante, mais hélas bien insuffisante.

Sans doute, on a raison d'instruire la masse ignorante des dangers qui la menacent, en mettant sous ses yeux les résultats néfastes du poison dont elle s'abreuve. Mais l'homme qui profite rarement de sa propre expérience, n'écoute, à plus forte raison, que d'une oreille l'expérience des autres ; ne lui accorder que sa raison pour lutter contre ses instincts, c'est lui demander plus qu'il ne peut donner, c'est lui demander de ne pas être homme.

Quand on préviendra le buveur que sa liqueur divine peut être extraite des choses les plus dégoûtantes ou que les soixante millions de litres d'absinthe consommés annuellement en France représentent la fortune des pauvres, quand on lui apprendra qu'on tue un cochon d'Inde en lui injectant un gramme d'eau-de-vie de marchand de vin, quand on lui dira même que tous les idiots sont engendrés par l'alcool et que l'alcool est cause de tous les malheurs, on aura la satisfaction de l'édifier, peut-être de le convaincre, non point de le convertir; de fait, ce serait un enfantillage que de prétendre guérir une maladie sans autre remède que de bons conseils.

Les sociétés d'abstinence et de tempérance, dont nous respectons le principe et dont nous admirons les efforts, grossissent de jour en jour le nombre de leurs adeptes. Les femmes elles-mêmes y trouvent place, sans se douter peut-être que le meilleur moyen de lutter contre l'alcoolisme, ce serait encore de rester chez elles... et d'y faire rester leur mari, ainsi que le dit fort plaisamment Vanlair.

Tout cela est parfait, mais ce serait une singulière illusion que de juger le progrès de la désalcoolisation sur le nombre des enrôlements.

Qu'importe qu'un millier d'individus prennent l'engagement solennel de se soumettre au régime de l'eau, si les neuf dixièmes de la population se vautrent dans l'alcool ?

La propagande peut faire une guerre d'escarmouches, elle peut gagner des victoires partielles, mais elle n'aura jamais la victoire totale et définitive, parce que le mal puise son étiologie dans un état pathologique de l'organisme social.

L'organisme social, comme l'organisme individuel, a sa psychologie et sa physiologie ; il a ses lois directrices, ses maladies et sa santé.

Or, tant au point de vue social qu'au point de vue individuel, ce n'est pas impunément qu'on supprime un facteur ayant sa large part dans le bilan de la vie.

Il ne suffit pas de faire une guerre à l'alcool pour gagner la victoire sur l'alcoolisme.

En admettant que des mesures rigoureuses vinssent à capter le poison, en admettant que des lumières inattendues vinssent à dissiper définitivement les ténèbres de l'ignorance, l'extermination du fléau ne serait qu'apparente. Défendre aux masses de s'alcooliser sans leur offrir un dérivatif, c'est ouvrir une porte pour chasser le poison sans la refermer derrière lui.

La grande source d'alcoolisation est dans l'asservissement moral de la classe ouvrière et dans les mauvaises conditions hygiéniques et économiques qui président à sa vie.

Sans doute, l'alcoolisme du riche, l'alcoolisme bourgeois, n'est pas un mythe. Nous connaissons l'homme désœuvré dont les journées et les nuits s'écoulent dans les cercles et les brasseries; nous connaissons l'heure verte; nous connaissons la femme qui renforce son nervosisme en dégustant dans les five o'clock et clandestinement une liqueur favorite; nous connaissons tout ce monde d'habitués de cafés qui s'alcoolisent pour obéir à l'habitude et à la mode, pour tuer le temps, pour masquer le vide de leur existence. Certes elles sont légion les victimes de l'alcool dans la classe aisée et dans la classe bourgeoise, mais c'est ailleurs que réside le grand foyer d'intoxication.

C'est dans la classe des travailleurs, des travailleurs asservis surtout, que le fléau se révèle avec un caractère vraiment social. C'est là qu'il

exerce ses vrais ravages, ravages d'autant plus
grands qu'ils frappent des victimes incons-
cientes, ravages d'autant plus funestes qu'ils
frappent les représentants effectifs d'une société,
en privant cette société des agents les plus fon-
damentaux de son activité.

Or, cette alcoolisation du peuple est fonction de notre époque. Le peuple boit parce que
ses conditions de vie veulent que dans « le
boire » résident tout son repos, tout son plaisir
et toute sa sociabilité.

« L'éducation du goût dans les masses » et
« l'assurance pour elles de la satisfaction des
besoins de premier ordre », voilà la vraie prophylaxie de l'alcoolisation fléau social.

Ceux qui travaillent à l'installation de cités
ouvrières et de cercles ouvriers, de cantines
et de pensions populaires, ceux qui créent des
écoles ménagères et des cours gratuits d'enseignement artistique à l'usage du peuple ;
ceux qui instituent pour l'ouvrier des sociétés
de jeux en plein air, des représentations théâ-
trales à prix réduit, des réunions musicales et
des salons de lecture, ceux-là font plus de

tort à l'alcool que ceux qui prêchent sa destruction au nom de la science ou de la loi.

Quand la nature brutale de l'ouvrier, développée dans le servage où la rive notre civilisation moderne, aura été sentimentalisée et intellectualisée, quand on aura diffusé dans la masse une éducation qui rend l'homme capable de goûter les plaisirs de la pensée, quand on aura remplacé pour le peuple le bonheur de s'abrutir avec un verre d'eau-de-vie par la satisfaction de s'ennoblir au contact de l'art, quand aussi on aura par une bonne organisation, dispensé le travailleur de chercher au dehors ce dont il est privé chez lui, le succès définitif ne se fera guère attendre.

Mais ceci ne relève ni des édits ni des conseils, ceci relève de l'allure générale de nos institutions sociales, ceci relève de l'évolution et, comme tel, n'est malheureusement pas à la veille de se réaliser.

*
* *

Nous venons de faire incursion en territoire

étranger; nous nous en excusons. Mais en entrant chez les voisins à la dérobée, nous y avons trouvé, dans un aperçu d'ensemble, de quoi rendre plus légitime l'institution d'une méthode qui prétend combattre, en tant que « mal individuel », un ennemi sur lequel on a jusqu'à présent si peu d'avantage, en tant que « fléau social ».

Du fait qu'on n'est pas à la veille de couper l'arbre par la racine, il résulte pour le médecin le devoir d'en abattre les fruits par tous les moyens de sa compétence et avec toute la vigueur dont il est capable.

Nous espérons avoir montré au médecin que l'alcoolomane a sa place dans le tableau clinique de l'intoxication alcoolique et que le sérum antiéthylique est une arme médicale qui, bien maniée, est appelée à rendre des services dans la lutte antialcoolique.

CHAPITRE VII

OBSTACLES A L'ACTION DU SÉRUM
CONTRE-INDICATIONS

Si le sérum a pour effet d'activer les moyens
de défense de l'économie, la première condition pour qu'il agisse, c'est que les appareils
qu'il doit inciter à réagir contre les effets du
toxique soient capables d'être incités et de
réagir. Pour que le sérum puisse refaire du
sujet un instinctif physiologique, il faut que
les appareils et notamment le système nerveux facteur des actes réflexes de défense,
soient capables d'entrer en jeu sous l'influence
revivifiante de ce sérum.

Cette notion doit faire éliminer tout sujet
présentant des altérations qui mettent l'économie dans un état d'infériorité, tout sujet ayant
une tare capable de diminuer sa susceptibilité d'incitation ou de réaction.

Les observations cliniques justifient pleinement cette manière de voir.

C'est ainsi qu'à côté des succès et des améliorations notables qui n'appartiennent qu'à des « alcoolomanes » purs, à des « alcooliques latents » dont l'état répond à une simple défaillance fonctionnelle du système nerveux, on constate que les échecs ou les améliorations douteuses appartiennent aux sujets qui sont frappés de tares, soit du fait de l'alcoolisation elle-même parvenue à une période de l'intoxication plus avancée que l'alcoolomanie, soit du fait de tout autre cause congénitale ou acquise.

*
* *

Les tares associées primitivement ou secondairement à l'intoxication alcoolique peuvent être divisées en trois catégories : les tares *psychiques*, les tares *psycho-physiologiques* et les tares *physiologiques*.

Dans le groupe des tares *psychiques* viennent se ranger non seulement les sujets atteints de psychoses, mais encore les dégénérés, les

11.

déséquilibrés, les impulsifs, qui fournissent à l'alcool de nombreux adeptes. *Dipsomanes* comme ils sont œnomanes, kleptomanes, érotomanes, ils boivent comme ils font tant d'autres choses nuisibles pour eux-mêmes et pour les autres ; ils boivent malgré tout, sans que rien les arrête et le plus souvent par accès. En admettant l'impossible, à savoir que chez eux le sérum puisse, en dépit de la tare psychique, agir physiologiquement, ces malades, du fait même de cette tare psychique, surmonteraient la défense instinctive réveillée par le sérum comme ils surmontent l'amertume de l'acide picrique ou le goût de cadavre des alcools d'amphithéâtre.

Tous les sujets atteints de tares psychiques figureront au nombre des échecs ou, tout au plus, des améliorations douteuses; nous tenons à souligner le fait, car on a prétendu que les malades corrigés à la suite de leurs injections, ne sont autre chose que des dipsomanes intermittents, cessant de boire en raison de la périodicité normale de leurs accès. Ce que nous venons de dire, indique déjà de la façon la plus formelle le mal fondé de cette interprétation des faits; mais, pour être plus sûrs qu'il n'y ait aucune confusion, nous tenons à répéter que les dipsomanes, étant des dégénérés impulsifs chez lesquels le fait de boire est une manifestation de leur état pathologique originel, ne doivent pas être traitées par le sérum, pas plus d'ailleurs que tous les sujets atteints des autres psychoses.

Dans les tares *psycho-physiologiques*, nous comprenons les « affections dont les symptômes indiquent un trouble du système nerveux, sans que l'examen anatomique révèle aucune lésion appréciable des éléments de ce système ». Ces affections répondent pour la plupart au cadre provisoire des névroses. Les hystériques, les neurasthéniques, les épileptiques, n'ont donné, ne donneront et ne peuvent donner que des échecs ou des améliorations douteuses; leur système nerveux, malade soit antérieurement à l'intoxication alcoolique et indépendamment d'elle, soit du fait même de l'intoxication, n'est pas ou n'est plus capable de réagir sous l'incitation du sérum.

Dans les tares *physiologiques*, nous groupons,

non seulement les lésions matérielles du système nerveux (anciens foyers d'hémorragie, ou de ramollissement, myélite, etc.), mais encore toutes les maladies de la nutrition, que ces maladies soient d'origine alcoolique ou qu'elles soient imputables à une autre cause. Nos observations nous ont montré que le sérum échoue chez les hémiplégiques et les tabétiques comme chez les malades atteints de diabète, de mal de Bright, de cirrhose, d'artério-sclérose, de tuberculose, de syphilis, etc.

De ce qui précède, il résulte *que l'alcoolique proprement dit, l'alcoolique de Huss et Lancereaux, échappera forcément à l'action du sérum, en raison de la désorganisation fonctionnelle profonde ou des lésions organiques invétérées qui le caractérisent; il n'est plus temps d'agir quand l'alcoolisme chronique s'est installé avec son cortège de désordres organiques.*

EN RÉSUMÉ, TOUTES LES PSYCHOSES, TOUTES LES NÉVROSES, TOUTES LES MALADIES DU SYSTÈME NERVEUX, TOUTES LES MALADIES DE LA NUTRITION SONT DES CONTRE-INDICATIONS A L'APPLICATION DU SÉRUM. QUE L'HABITUDE DE

BOIRE SOIT LA CAUSE DE CES MALADIES OU L'EFFET
DE CES AFFECTIONS, OU MÊME QU'ELLE SE PRÉ-
SENTE COMME UNE SIMPLE CIRCONSTANCE CONCO-
MITANTE ET INDÉPENDANTE DE CES MALADIES.

*
* *

Les considérations précédentes nous donnent
la clef d'un autre fait, en nous laissant prévoir
une nouvelle contre-indication, celle-là non
absolue mais relative.

Quand on dit qu'un sérum agit contre les
effets de l'alcool, on entend par là qu'il agit
contre toutes les boissons contenant de l'alcool,
y compris le vin. Par suite, chez les buveurs
de boissons fortement alcoolisées, buveurs
dans l'intoxication desquels le vin ne joue
qu'un rôle minime ou nul, ce breuvage est
généralement le dernier dont le goût et la
tolérance soient modifiés par le sérum; mais
si l'administration du sérum est poussée suffisamment loin, le sujet éprouve à l'égard du
vin les mêmes phénomènes instinctifs qu'à
l'égard des autres boissons.

Par contre, l'observation montre que, chez les sujets buvant exclusivement du vin, les insuccès sont fréquents.

L'explication est la suivante.

Ainsi que nous l'avons déjà dit, M. Lancereaux a montré que les troubles résultant de l'abus du vin ont pour première localisation et pour siège principal l'appareil digestif, contrairement aux troubles propres à l'intoxication par l'alcool qui appartiennent plus spécialement au système nerveux.

Or, les désordres de l'appareil digestif chez les buveurs de vin, les dyspepsies et les cirrhoses en particulier, suffisent à faire de ces buveurs des sujets plus ou moins tarés physiologiquement et, pour ainsi dire, atteints de véritables maladies de la nutrition capables de faire obstacle à l'action physiologique du sérum.

Le fait méritait d'être signalé et interprété rcar on a voulu voiune incompatibilité formelle entre une action non équivoque sur l'alcool et une influence douteuse sur une boisson alcoolique telle que le vin.

Mais l'explication précédente, loin d'infir-mer le principe directeur de la méthode, lui apporte un nouvel appui.

Nous avons vu, en effet, que le caractère essentiellement physiologique de l'action du sérum antiéthylique, trouvait une confirma-tion éclatante dans l'obstacle formé à cette action par les psychoses, les névroses, les maladies du système nerveux et de la nutri-tion et, d'une façon générale, par toutes les tares susceptibles de diminuer « l'incitabilité » et la « réactivité » des éléments cellulaires que l'acte sérothérapique doit mettre à contribu-tion pour la défense de l'organisme.

*
* *

De cette étude des contre-indications découle naturellement la règle suivante :

Agir quand il est encore temps, telle est l'unique garantie du succès.

En d'autres termes : *le sérum antiéthylique doit être réservé aux alcoolomanes sains de corps et d'esprit, uniquement intoxiqués, alcoolisés non alcooliques et tout au plus aux alcooliques chroniques au début, qui, inconsciemment ou non, s'imprègnent de toxique par une ingurgitation quotidienne et régulière, à dose plus ou moins modérée, obéissant par défaillance de leur système nerveux à l'habitude, neurasthénie spécifique que caractérisent l'accoutumance et le besoin de l'alcool.*

Ces alcoolomanes, alcooliques latents, alcoolisés non alcooliques ne se rencontrent jamais dans un service hospitalier précisément parce qu'ils sont indemnes de tares et que dans les hôpitaux il n'y a que des alcooliques organiquement tarés et des tarés organiques alcoolisés ou alcooliques. Ces alcoolomanes ne sont pas non plus légion dans les maisons de santé, voire même dans les asiles de buveurs, dont les clients, presque tous dipsomanes ou vétérans de l'alcool, sont soit des tarés psychophysiologiques devenus alcooliques, soit des alcooliques devenus des tarés psychiques ou psychophysiologiques.

Ainsi, ni les hôpitaux ni les asiles ne sont des champs d'application de la méthode séro-thérapique antiéthylique parce que, dans les uns comme dans les autres, on ne trouve guère que des malades alcooliques et des alcooliques malades, des tarés alcooliques et des alcooliques tarés.

CHAPITRE VIII

RÈGLES PRATIQUES POUR L'EMPLOI DU SÉRUM ANTIÉTHYLIQUE.

Le *sérum antiéthylique* est du sérum provenant de chevaux soumis à l'absorption quotidienne et de bon gré de doses modérées d'alcool.

Le sérum antiéthylique ne contient aucun antiseptique. *Il n'est nullement toxique.* Recueilli aseptiquement, sans aucune autre manipulation que la pasteurisation, il est destiné à être employé en injections hypodermiques.

INDICATION. — *Le sérum antiéthylique n'est applicable que pendant la période latente de l'intoxication alcoolique et qu'aux consommateurs habituels de boissons riches en alcool (eaux-de-vie, cognac, rhum, absinthe, apéritifs, etc.).*

Le sérum antiéthylique est uniquement destiné aux buveurs d'habitude qui boivent chaque jour peu ou beaucoup d'alcool, sans se griser ou en se grisant, uniquement parce qu'ils en ont acquis l'habitude et le besoin ; ils ne sont pas encore des alcooliques avec des lésions organiques, mais ils sont des *alcoolisés non alcooliques*.

Cette forme latente d'intoxication alcoolique est d'autant plus répandue et plus dangereuse qu'il ne s'agit pas d'autre chose que de ce que, de nos jours, on entend par usage modéré de l'alcool.

Ce type clinique, décrit par le Dr Sapelier et par son élève le Dr Dromard sous le nom d'*alcoolomanie*, en raison de son analogie avec la morphinomanie, existe toutes les fois que, du fait de l'usage même modéré mais continu de l'alcool, le sujet présente les deux signes clinico-psychiques : 1° accoutumance à l'alcool (résultat de l'éducation-perversion) ; 2° habitude, besoin irrésistible, véritable manie de l'alcool, (forme particulière d'aboulie).

Le sérum antiéthylique doit donc être réservé

aux alcoolomanes sains de corps et d'esprit, uniquement toxiqués, alcoolisés non alcooliques et, tout au plus, aux alcooliques chroniques au début, qui s'imprègnent de toxique par une ingurgitation quotidienne et régulière, à doses plus ou moins modérées, obéissant, par défaillance d'origine toxique de leur système nerveux, à l'habitude.

Les buveurs de vin ne sont qu'exceptionnellement justiciables du sérum antiéthylique.

ACTION ET EFFETS THÉRAPEUTIQUES. — *L'action du sérum antiéthylique est uniquement une action physiologique.* Comme tous les sérums, il actionne l'économie en incitant les divers appareils à réagir contre le toxique comme aussi en agissant sur la circulation, sur la nutrition, etc.; *il incite le système nerveux, devenu défaillant par l'action même de l'alcool, à réagir contre l'alcool.* Le sérum antiéthylique rétablit l'état première nature physiologique (intolérance et dégoût instinctif) au lieu et place de l'habitude, seconde nature pathologique, résultat de l'éducation-perversion à l'égard de l'alcool. *Le sérum antiéthylique refait de l'alcoolomane un instinctif.*

L'alcoolomane sans tares et non hospitalisé, traité par le sérum antiéthylique, perd son éducation alcoolique, perd sa tolérance, son accoutumance, son goût et son besoin à l'égard de l'alcool et des boissons riches en alcool. Il peut en avoir le dégoût absolu. Il retrouve l'appétit, le sommeil et les forces.

La volonté du sujet, son consentement même, ne sont pour rien dans l'action purement physiologique du sérum ; par contre, il est nécessaire qu'une fois redevenu un instinctif, le sujet veuille bien ne pas vaincre le dégoût instinctif rétabli par le sérum, ni recommencer son éducation-perversion pour l'alcool.

Les mêmes phénomènes se produisent, mais difficilement et même exceptionnellement, à l'égard du vin, ce qui s'explique par la faiblesse relative du vin en alcool et par les tares résultant des désordres que le vin produit sur l'appareil digestif.

OBSTACLES A L'ACTION DU SÉRUM. — CONTRE-INDICATIONS. — Pour que le sérum antiéthylique puisse actionner l'économie à réagir contre le toxique, il faut que l'économie et ses divers appareils soient capables d'être incités et de réagir. C'est pourquoi *toutes les tares et lésions, primitivement ou secondairement associées à l'intoxication alcoolique, forment obstacle à l'action du sérum et sont des contre indications formelles à son application.*

Établir le diagnostic précis de l'alcoolomanie et de toutes les tares ou lésions pouvant l'accompagner, est le seul moyen de connaître si le cas est justiciable ou non du traitement par le sérum.

La dipsomanie et l'alcoolisme chronique invétéré avec lésions organiques rentrent dans les tares que nous allons passer en revue.

Les tares psychiques comprennent non seulement les psychoses, mais encore les dégénérés, les impulsifs, les déséquilibrés. Les *dipsomanes, étant des dégénérés impulsifs chez lesquels le fait de boire est une manifestation de leur état pathologique, ne doivent pas être traités par le sérum, pas plus d'ailleurs que tous les sujets atteints des diverses psychoses.*

Les tares psycho-physiologiques forment

obstacle au sérum : par conséquent, *il ne faut pas injecter les hystériques, les hystéro-épileptiques, les neurasthéniques.*

Les tares physiologiques comprennent les lésions matérielles du système nerveux (anciens foyers d'hémorragie ou de ramollissement, les myélites, etc.) et toutes les maladies de la nutrition, qu'elles soient d'origine alcoolique ou imputables à une autre cause de viciation organique. *Il faut donc refuser d'injecter avec le sérum antiéthylique les buveurs qui sont en même temps : hémiplégiques, médullaires, diabétiques ou glycosuriques, brightiques, cirrhotiques, artérioscléreux, tuberculeux, syphilitiques, etc.* Dans ces cas : guérir la tare d'abord, si possible, injecter ensuite.

Les désordres de l'appareil digestif (dyspepsie, gastrite, cirrhose hépatique, etc.) chez les buveurs de vin suffisent à faire de ces buveurs des tarés qu'il ne faut injecter que très exceptionnellement.

APPLICATION DU SÉRUM. — A. Faire l'examen complet et minutieux du sujet pour s'assurer ;

1° qu'il est bien un alcoolomane et n'a aucune des tares indiquées ci-dessus dépendant ou non de l'alcool et s'opposant à l'action du sérum ; 2° qu'il n'a ni sucre, ni albumine dans les urines.

B. Tous les cinq jours au plus, toutes les semaines au moins, faire dans le tissu cellulaire du flanc, avec toutes précautions antiseptiques nécessaires, une injection avec tout le contenu d'un flacon-ampoule. Se servir d'une seringue de Roux préalablement stérilisée. Recouvrir l'endroit de la piqûre avec du coton antiseptique.

C. Le nombre d'injections nécessaires est variable avec les sujets et uniquement basé sur les effets obtenus. Mais, si l'action du sérum n'est pas manifeste au plus tard après la quatrième injection, c'est qu'il existe une tare restée latente qui s'oppose à l'action du sérum.

D. Pour pouvoir apprécier les effets du sérum, il faut que le sujet conserve, tant de la part du médecin que de la part de sa famille et de son entourage, sa liberté d'allures la plus absolue ; *il faut le laisser à ses occupations habituelles, à son travail, à ses plaisirs, à ses tentations. Seule cette liberté absolue permet de juger les effets du sérum. Donc, s'abstenir d'appliquer le sérum dans une maison de santé et dans un hôpital où, d'ailleurs, il n'y a que des tarés.*

E. S'assurer que le sujet ne s'efforcera pas de résister à l'action physiologique du sérum, la volonté pouvant toujours faire vaincre tôt ou tard un effet physiologique. Pour cela s'assurer que le sujet consent, non pas à aider l'action du sérum, mais seulement à en subir les effets et à ne pas chercher à les vaincre.

Inconvénients du sérum. — Le sérum anti-éthylique, comme tous les sérums, produit quelquefois une éruption d'urticaire et, plus rarement, des éruptions mal définies (érythèmes polymorphes) avec mouvement fébrile. Ces accidents sont passagers et n'ont jamais présenté de gravité.

12

TABLE DES MATIÈRES

CHAPITRE V

CHAPITRE VI

CHAPITRE VII

CHAPITRE VIII

7122-03. — Coulsm. Imprimerie Ed. Caen

www.ingramcontent.com/pod-product-compliance
Lightning Source LLC
LaVergne TN
LVHW021437170726
843501LV00005B/1376